Raphael Giraud · Karim Bendjelid

Hemodynamic Monitoring in the ICU

ICU 血流动力学监测设备与原理

U0324845

编　著　〔瑞士〕　拉斐尔·吉罗
　　　　　　　　　卡拉姆·本杰里德

主　译　李　刚　段　军

主　审　孙　阳

天津出版传媒集团

天津科技翻译出版有限公司

著作权合同登记号：图字：02-2017-85

图书在版编目（CIP）数据

ICU 血流动力学监测：设备与原理 /（瑞士）拉斐尔·吉罗（Raphael Giraud），（瑞士）卡拉姆·本杰里德（Karim Bendjelid）编著；李刚，段军主译 . —天津：天津科技翻译出版有限公司，2018.6
书名原文：Hemodynamic Monitoring in the ICU
ISBN 978-7-5433-3741-1

Ⅰ.① I… Ⅱ.① 拉… ② 卡… ③ 李… ④ 段…
Ⅲ.① 血液动力学 – 监测 Ⅳ.① R331.3

中国版本图书馆 CIP 数据核字（2017）第 210536 号

Translation from English language edition:
Hemodynamic Monitoring in the ICU
by Raphael Giraud and Karim Bendjelid
Copyright © Springer International Publishing Switzerland 2016
This Springer imprint is published by Springer Nature
The registered company is Springer International Publishing AG
All Rights Reserved

中文简体字版权属天津科技翻译出版有限公司。

授权单位：Springer-Verlag GmbH
出　　版：天津科技翻译出版有限公司
出 版 人：刘 庆
地　　址：天津市南开区白堤路 244 号
邮政编码：300192
电　　话：022-87894896
传　　真：022-87895650
网　　址：www.tsttpc.com
印　　刷：高教社（天津）印务有限公司
发　　行：全国新华书店
版本记录：787×1092　16 开本　6 印张　130 千字
　　　　　2018 年 6 月第 1 版　2018 年 6 月第 1 次印刷
　　　　　定价：58.00 元

（如发现印装问题，可与出版社调换）

主审简介

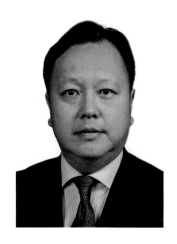

　　孙阳，医学博士，研究员，致公党员，中共党员，汉族。

　　现任：中日友好医院院长，主持医院全面工作。致公党第十五届中央委员、政协北京市第十三届常委。

　　兼任：中国医院协会医疗质量管理专业委员会副主任委员。

　　学习工作经历：1991年毕业于华西医科大学医学系，获得医学学士学位。1998年毕业于中国协和医科大学，获得内科学博士学位。2001年起，历任北京协和医院医务处副处长、医务处处长、肾内科副主任。2010年起，历任卫生部医疗服务监管司副司长（期间担任医改办公立医院组组长）、国家卫生计生委药政司副司长、医管中心副主任（主持工作）、主任。2018年1月任中日友好医院院长。

主译简介

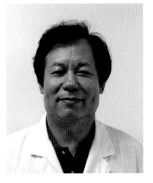

李刚，医学硕士，主任医师，中日友好医院 SICU 科主任，硕士研究生导师。中国民主同盟中央委员、中国民主同盟北京市委常委、北京市政协委员。

兼任中国病理生理学会危重病医学分会全国委员、中国医师协会重症医学医师分会全国委员、北京医学会重症医学分会委员、北京大学医学部重症医学系副主任；国家 863、973 以及首都特色、首都医学发展科研基金项目评审专家库专家，解放军总后高级职称评审专家、北京市卫生系列高级职称评审专家。《中华综合临床医学杂志》《中华麻醉学大查房杂志》等编委。

从事危重症医学研究及 ICU 临床工作 20 余年，积累了丰富的专业及管理经验。主要擅长 ICU 患者休克、心力衰竭、肾衰竭、脓毒症、多脏器功能不全、急性呼吸窘迫综合征（ARDS）、多发伤、重症胰腺炎、产科重症、心肺复苏等的救治。带领团队救治了大量院内外危重症患者，科室医疗质量与安全水平持续稳定提高，工作得到院内外的一致好评，带领的 SICU 团队在国内同行中有一定的地位和影响。发表学术论文 30 余篇，主编（译）或参编（译）著作 6 部，主持或参加院级及省部级科研课题 10 余项。

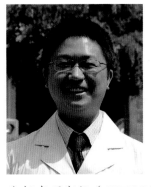

段军，医学博士，副主任医师，中日友好医院 SICU 科副主任，北京协和医学院硕士研究生导师。

兼任中国医师协会重症医学医师分会青年委员、北京医学会重症医学分会青年委员、中国医师协会呼吸医师分会教育工作委员会委员、中国中医药信息研究会青年医师分会危重症学组组长、中国医促会中老年医疗保健分会全国委员、中国心胸血管麻醉学会围术期器官保护分会青年委员、中国心胸血管麻醉学会急救与复苏分会青年委员，美国心脏协会 AHA 心肺复苏及心血管急救培训中心 BLS 主任导师、ACLS 主任导师、ACLS-EP 导师，中国重症超声研究组（CCUSG）讲师，美国胸科医师协会（CHEST）危重症超声培训导师。《中国医药》《实用休克杂志》编委，《中国医师杂志》《实用内科杂志》审稿专家。

目前以负责人身份承担国家自然科学基金面上项目及院级课题 3 项，以主要参与者身份参研国家级及省部级课题 6 项，获得国家专利 3 项，承担国家级及市级继续教育项目 5 项，近年来以第一作者或通讯作者发表学术论文 30 余篇，参编（译）著作 10 余部。

2014 年创建"循环重症"微信平台，旨在交流和传播重症患者循环管理、血流动力学支持、重症超声等相关知识。

专业特长：危重患者循环管理、血流动力学支持、重症超声技术、心肺复苏培训，模拟教学。

译者名单

主　　译　李　刚　段　军
副 主 译　尹培刚　陈德生　王书鹏　丛鲁红
　　　　　张军伟　胡才宝　常志刚
主　　审　孙　阳
翻译秘书　侯佳彤
译 校 者　（按照姓氏汉语拼音排序）
　　　　　常志刚（北京医院SICU）
　　　　　陈德生（中日友好医院SICU）
　　　　　丛鲁红（中日友好医院急诊科）
　　　　　段　军（中日友好医院SICU）
　　　　　郭　丰（浙江省邵逸夫医院ICU）
　　　　　侯佳彤（中日友好医院SICU）
　　　　　胡才宝（浙江医院ICU）
　　　　　江荣林（浙江中医药大学附属第一医院ICU）
　　　　　李　晨（中日友好医院SICU）
　　　　　李　刚（中日友好医院SICU）
　　　　　李　涛（中日友好医院SICU）
　　　　　李　雯（中日友好医院SICU）
　　　　　李喜元（航空总医院ICU）
　　　　　梁杰佳（中日友好医院SICU）
　　　　　马军宇（中日友好医院SICU）
　　　　　申艳玲（中日友好医院SICU）
　　　　　谭　凌（中南大学湘雅二医院心外ICU）
　　　　　谭梅美（中日友好医院SICU）
　　　　　王　成（浙江省立同德医院急诊创伤外科）
　　　　　王　慧（中日友好医院SICU）
　　　　　王书鹏（中日友好医院SICU）
　　　　　吴晨方（中南大学湘雅二医院ICU）
　　　　　吴筱箐（中日友好医院SICU）
　　　　　吴依娜（中日友好医院SICU）
　　　　　叶　钢（首都医科大学附属北京潞河医院EICU）
　　　　　尹培刚（中日友好医院SICU）
　　　　　张　祎（中日友好医院呼吸中心）
　　　　　张根生（浙江大学医学院附属第二医院ICU）
　　　　　张军伟（华北理工大学附属医院ICU）
　　　　　郑清江（福建医科大学附属漳州市医院MICU）
　　　　　郑永科（杭州市第一人民医院ICU）

中文版序言

自 1958 年 Peter Sofar 教授设立第一个重症监护病房至今，重症医学经历了半个多世纪的实践与发展，已经成为现代临床医学的重要组成部分。我国的重症医学始于 20 世纪 80 年代，经过 30 余年重症医学人辛勤劳作，扬鞭奋蹄，业务有了长足进步，展现了良好的发展势头。

然而，在欣喜的同时，我们应该看到这个专业的不足之处。虽然各个重症医学科规模、构建基本完成，但从事重症医学的医师来源复杂多样，各个重症科室历史背景及管理体制各不相同，甚至各个医院接收的危重症患者人群都不尽相同，这就造成了国内重症医学科发展水平参差不齐，最终导致不同单位重症科室，甚至同一单位科室同事之间，对于同样一个患者的治疗存在不同看法，甚至产生较大分歧。

究其原因，重症医学科还属于一个年轻的学科。当务之急，亟待解决的是，对不同背景的重症医学科医师进行基础化、规范化培训，使得同行之间、同事之间的交流能够处在同一个层面。更为深远的是，让这个学科后继有人，让这个学科经久不衰，把老一辈或者国外同行先进经验传授给年轻人，让他们不那么迷茫，不再摸索着前行，从而从整体上推动这个学科的繁荣和进步。

令人欣喜的是，中日友好医院重症医学人经过 30 余年来坚持不懈的努力，在循环重症、呼吸重症、腹腔重症、产科重症等救治方面积累了丰富的经验，并一直坚持致力于学术推广及规培带教工作，致力于建设经典的学院型医院。

《ICU 血流动力学监测：设备与原理》由我院外科重症医学科中青年医师主译，是一本指导临床危重症血流动力学实践的读本。全书共 7 章内容，涉及和涵盖压力指标、容量指标、监测技术、氧代谢、超声心动图、容量评估等多个方面的内容。最初的想法，只是为了给广大规培轮转医师和进修医师当作教材使用。教学中发现，该书内容短小精辟，许多细节很难在现有教科书中查询到，对于基层从事危重症患者诊疗的临床医师有很好的指导作用。所以，我们有了将该书尽早出版发行的想法，以使更多读者能从中受益。

古人云："学然后知不足，教然后知困。知不足，然后能自反也；知困，然后能自强也。故曰：教学相长也。"通过翻译、吸收和消化国外的专业知识，并通过交流，促进国内重症医学专业的发展，真正达到教学相长，这也是出版本书的目的之一。

最后，以一首词作为结语，是以为序。让我们共同期待，我们的重症医学事业蒸蒸日上，我们的重症医学学科发展日新月异！

临江仙·寄语

也曾东瀛习重症，又曾美欧西行。流年岁月去无声。书苑杏林里，躬耕至黎明。

三十余年如电影，不再当年豪英。满园春色喜天晴。樱花东街亭，书生起引领。

孙阳

2018 年 4 月

中文版前言

随着医疗设备的飞速发展，临床医师更倾向于使用微创的监测技术。与 20 世纪 70 年代开始应用的肺动脉导管（PAC）相比，目前多种血流动力学监测设备都更容易操作和实施，在高危人群或血流动力学不稳定人群中得到广泛应用。然而，日常临床实践中，这些微创的血流动力学监测设备如何合理地使用，需要临床医师充分了解其基本原理、操作技术、参数设置、参数解读以及特殊临床状况下的有效性。同一个血流动力学监测结果，不同层次的临床医师理解和解读可能有所差异，甚至完全相反，必然导致临床干预的不一致性，有时甚至是致命的错误方案。因此，正确掌握各种血流动力学监测技术，必须对其监测的原理非常熟悉。

本书即针对临床常用的血流动力学监测设备，分析其原理、可行性、有效性以及病理生理方面的重要性，同时回顾跨肺热稀释法心输出量测量技术、超声多普勒技术、无创血流动力学监测技术等。作为中日友好医院 SICU 重症超声与血流动力学临床专修班（具体内容请关注下方"循环重症"微信平台：微信号"zryhyyicu"）专用教材之一，本书编辑严谨、内容丰富、图文并茂、便于使用。

本书翻译以中日友好医院 SICU 年轻医师为主，院外多名具有丰富临床经验和知识的医学专家担任审校。本书翻译力求定义准确、概念清晰、层次分明，文字上精炼易懂，从临床实际出发，突出各项参数及设备的实用性及有效性，希望能为广大重症医学科医师提供参考。天津科技翻译出版有限公司一如既往地给予大力支持，保证了本书编译工作的顺利完成，在此一并表示感谢。因水平有限，译校过程中难免会有不当之处，敬请读者批评指正。

李刚　段军

2018 年 4 月

前　言

　　任何形式的血流动力学监测都旨在提供可靠的和可重复的数据,反映患者休克状态下的心脏循环状态。采集的数据将有助于医师了解患者的血流动力学状况,做出更明智的治疗决策,进而优化血流动力学状态,改善患者预后。血流动力学监测需要评估全身和区域组织灌注,及时纠正循环不稳定和组织低灌注对于防止多器官功能衰竭的发生至关重要。液体复苏的特点是监测、决策和治疗之间的时间关系非常密切。临床事实证明,在血流动力学不稳定的情况下做出及时且适当的管理、诊断和治疗决策可降低危重患者的死亡率[1]。

　　为了做出有效的治疗决策,重症监护逐渐发展出有多种监控设备的“兵械库”。然而,在使用一种设备前,操作者应具备充足的休克病理生理学知识来解读想要监视的参数。因此,了解不同的血流动力学监测参数是很重要的[2]。例如,液体反应性需要采用动态监测指标评价,而不能仅依靠静态指标,这已成为目前临床广泛接受的观点[3]。此外,大家逐渐认识到,接受机械通气的危重患者亦应减少有创操作造成的痛苦。这些临床观念的更新需要临床医师改进他们的传统做法,学习使用其他策略来帮助评估患者的容量状态。被动抬腿动作尤其适应上述要求[4]。然而,目前的临床挑战是各种监测技术的总体把握。20 世纪 70 年代,唯一可行的血流动力学监测方案是肺动脉导管(PAC)。近年来,PAC 的应用受到了挑战,关于其对患者生存的影响一直存在争议。目前已经公布了颇具争议性的临床研究结果[5],这些不同的研究结论可能是基于患者选择、信息完整性以及具体治疗方案的差异(或缺乏)[6]。鉴于这些不同的声音,加上医疗设备的发展,临床医师现在更倾向于使用微创的监测技术。过去的几年中,多种血流动力学监测技术均实现了商业化。这些设备在概念、设计和功能上各不相同,但在临床实践中或多或少都被证实是可靠的。此外,相对于 PAC,这些设备更容易操作,使其在高危人群或大量血流动力学不稳定的人群中得以应用,具有更适合、更早期等优势。然而,在日常临床实践中,使用多种微创血流动力学监测设备需要了解不同的技术、操作原理、设置以及设备各自的临床有效性。

　　本书的第 1 部分提出了血流动力学监测参数,供临床医师参考的可行性和病理生理的重要性。例如,血压是最基本的参数,但测量动脉张力有时也是必要的[7];测量有创血压[8]、心输出量及其衍生参数对于确定和管理氧供和氧耗之间的平衡至关重要[9]。有关这方面内容,书中回顾了心输出量测量技术[10]、经肺热稀释法[11,12]以及超声和多普勒技术[13-15]。另外,讨论了基于校准和非校准脉冲轮廓分析技术[16]及其局限性。最后,讨论了液体反应性的动态指标、临床应用及其存在的问题[17-22]。

拉斐尔·吉罗

卡拉姆·本杰里德

瑞士,吉尼瓦

参考文献

1. Rivers E, Nguyen B, Havstad S, Ressler J, Muzzin A, Knoblich B et al (2001) Early goal-directed therapy in the treatment of severe sepsis and septic shock. N Engl J Med [Clinical Trial Randomized Controlled Trial Research Support, Non-U.S. Gov't] 345(19):1368–1377

2. Bendjelid K, Romand JA (2003) Fluid responsiveness in mechanically ventilated patients: a review of indices used in intensive care. Intensive Care Med 29(3): 352–360

3. Siegenthaler N, Giraud R, Saxer T, Courvoisier DS, Romand JA, Bendjelid K (2014) Haemodynamic monitoring in the intensive care unit: results from a web-based swiss survey. Biomed Res Int 2014:129593

4. Monnet X, Rienzo M, Osman D, Anguel N, Richard C, Pinsky MR et al (2006) Passive leg raising predicts fluid responsiveness in the critically ill. Crit Care Med 34(5): 1402–1407

5. Harvey S, Young D, Brampton W, Cooper AB, Doig G, Sibbald W et al (2006) Pulmonary artery catheters for adult patients in intensive care. Cochrane Database Syst Rev [Meta-Analysis Review] (3):CD003408

6. Takala J (2006) The pulmonary artery catheter: the tool versus treatments based on the tool. Crit Care 10(4):162

7. Chemla D (2006) Factors which may influence mean arterial pressure measurement. Can J Anaesth J Can Anesth 53(4):421–422

8. Rajaram SS, Desai NK, Kalra A, Gajera M, Cavanaugh SK, Brampton W et al (2013) Pulmonary artery catheters for adult patients in intensive care. Cochrane Database Syst Rev [Meta-Analysis Research Support, Non-U.S. Gov't Review] 2:CD003408

9. Creamer JE, Edwards JD, Nightingale P (1990) Hemodynamic and oxygen transport variables in cardiogenic shock secondary to acute myocardial infarction, and response to treatment. Am J Cardiol 65(20):1297–1300

10. Yelderman ML, Ramsay MA, Quinn MD, Paulsen AW, McKown RC, Gillman PH (1992) Continuous thermodilution cardiac output measurement in intensive care unit patients. J Cardiothorac Vasc Anesth 6(3):270–274

11. Giraud R, Siegenthaler N, Bendjelid K (2011) Transpulmonary thermodilution assessments: precise measurements require a precise procedure. Crit Care 15(5):195

12. Monnet X, Persichini R, Ktari M, Jozwiak M, Richard C, Teboul JL (2011) Precision of the transpulmonary thermodilution measurements. Crit Care [Clinical Trial] 15(4):R204

13. De Backer D (2014) Ultrasonic evaluation of the heart. Curr Opin Crit Care 20(3): 309–314

14. Vieillard-Baron A, Slama M, Cholley B, Janvier G, Vignon P (2008) Echocardiography in the intensive care unit: from evolution to revolution? Intensive Care Med [Review] 34(2):243–249

15. Monnet X, Rienzo M, Osman D, Anguel N, Richard C, Pinsky MR et al (2005) Esophageal Doppler monitoring predicts fluid responsiveness in critically ill ventilated patients. Intensive Care Med 31(9):1195–1201

16. Schloglhofer T, Gilly H, Schima H (2014) Semi-invasive measurement of cardiac output based on pulse contour: a review and analysis. Can J Anaesth J Can Anesth 61(5):452–479

17. Bendjelid K, Suter PM, Romand JA (2004) The respiratory change in preejection period: a new method to predict fluid responsiveness. J Appl Physiol 96(1):337–342

18. Cannesson M, Besnard C, Durand PG, Bohe J, Jacques D (2005) Relation between respiratory variations in pulse oximetry plethysmographic waveform amplitude and arterial pulse pressure in ventilated patients. Crit Care 9(5):R562–R568

19. Feissel M, Michard F, Faller JP, Teboul JL (2004) The respiratory variation in inferior vena cava diameter as a guide to fluid therapy. Intensive Care Med 30(9):1834–1837

20. Michard F (2011) Stroke volume variation: from applied physiology to improved outcomes. Crit Care Med 39(2):402–403

21. Michard F, Chemla D, Richard C, Wysocki M, Pinsky MR, Lecarpentier Y et al (1999) Clinical use of respiratory changes in arterial pulse pressure to monitor the hemodynamic effects of PEEP. Am J Respir Crit Care Med 159(3):935–939

22. Vieillard-Baron A, Chergui K, Rabiller A, Peyrouset O, Page B, Beauchet A et al (2004) Superior vena caval collapsibility as a gauge of volume status in ventilated septic patients. Intensive Care Med [Clinical Trial] 30(9):1734–1739

专业词缩略语

ACP　急性肺心病

AP　动脉压

ARDS　急性呼吸窘迫综合征

C　动脉顺应性

$CaCO_2$　动脉CO_2含量

CaO_2　动脉血氧含量

CCO　连续心输出量

CO　心输出量

COPD　慢性阻塞性肺疾病

CP　袖带压

CVC　中心静脉导管

$CvCO_2$　静脉CO_2含量

CvO_2　静脉血氧含量

CVP　中心静脉压

DBP　舒张压

DO_2　氧供

dP/dtmax　左心室压力瞬时最大变化率

DT　减速时间

dZ/dtmax　胸阻抗最大变异

ECG　心电图

ET　射血时间

EVLW　血管外肺水

$FECO_2$　呼出气CO_2浓度

FEN_2　呼出气N_2浓度

FEO_2　呼出气O_2浓度

$FICO_2$　吸入气CO_2浓度

FIN_2　吸入气N_2浓度

FIO_2　吸入气O_2浓度

FS　短轴缩短率

GEDV　全心舒张末期容积

GEF　全心射血分数

Hb　血红蛋白

HR　心率

ICT　等容收缩期

ITBV　胸腔内血容积

ITTV　胸腔内热容积

IVC　下腔静脉

IVRT　等容舒张时间

LA　左心房

LAP　左心房压

LV　左心室

LVEDD　左心室舒张末内径

LVEDP　左心室舒张末期压力

LVEF　左心室射血分数

LVESD　左心室舒张末期内径

LVET　左心室射血时间

MAP　平均动脉压

MSP　平均充盈压

PAC　肺动脉导管

PAH　肺动脉高压

PaO_2　动脉氧分压

PAOP　肺动脉阻塞压

PAP　肺动脉压

PBV　肺血管容积

Pcap　肺毛细血管压

PEEP　呼气末正压

PEP　射血前期

PP　脉压

PTV　肺热容积

PVI　脉搏灌注变异指数

PvP　肺静脉压

PVPI　肺血管通透性指数

PWV　脉搏波传播速度

RAP　右心房压

RV　右心室

RVEF　右心室射血分数

RVP　右心室压

SaO$_2$　动脉血氧饱和度

SBP　收缩压

ScvO$_2$　中心静脉血氧饱和度

SPV　收缩压变异率

SV　每搏输出量

SVC　上腔静脉

SvO$_2$　静脉血氧饱和度

SVR　体循环血管阻力

SVV　每搏输出量变异率

TAPSE　三尖瓣环收缩期位移

VCO$_2$　CO$_2$生成量

VO$_2$　O$_2$消耗

VTI　速度时间积分

△IVC　下腔静脉呼吸变异率

△PP　脉压变异率

△SVC　上腔静脉呼吸变异率

目　录

引言 ·········· 1

第1章　血压 ·········· 3

　1.1　血压测量 ·········· 3

　　1.1.1　无创血压测量 ·········· 3

　　1.1.2　有创血压测量 ·········· 4

　1.2　MAP ·········· 6

　　1.2.1　定义、计算和正常值 ·········· 6

　　1.2.2　血压、血流阻力 ·········· 6

　　1.2.3　血液黏度、阻力血管 ·········· 7

　　1.2.4　MAP 及 MAP 变化的意义 ·········· 7

　1.3　脉压 ·········· 8

　　1.3.1　容量血管的定义 ·········· 8

　　1.3.2　脉搏波传导速度及反射波的定义 ·········· 8

　　1.3.3　当前模型 ·········· 8

　　1.3.4　主动脉脉压 ·········· 9

　　1.3.5　外周脉压 ·········· 10

　1.4　舒张压 ·········· 10

　1.5　收缩压 ·········· 11

　参考文献 ·········· 11

第2章　心输出量及其衍生参数的监测 ·········· 13

　2.1　肺动脉导管测定心输出量 ·········· 13

　　2.1.1　指示剂稀释技术 ·········· 13

　　2.1.2　热稀释技术 ·········· 13

　2.2　跨肺热稀释法 ·········· 16

　　2.2.1　跨肺热稀释法测量 CO ·········· 16

　　2.2.2　测量全心舒张末期容积和胸腔内血容积 ·········· 17

　　2.2.3　ITBV 的计算 ·········· 19

　　2.2.4　EVLW 的测定 ·········· 19

　　2.2.5　全心射血分数的计算 ·········· 20

　　2.2.6　跨肺热稀释法可用于动脉脉搏轮廓分析的校准 ·········· 21

　2.3　应用化学指示剂测定 CO ·········· 21

　2.4　未经校准的脉搏轮廓分析 ·········· 22

　2.5　应用稀释指示剂的其他技术 ·········· 22

　　2.5.1　吲哚菁绿或三碳菁染料 ·········· 22

2.5.2　锂 ·············· 23

2.6　Fick 方法 ·············· 23

2.6.1　常规方法 ·············· 23

2.6.2　CO_2 消耗 ·············· 24

2.6.3　CO_2 再呼吸 ·············· 24

2.6.4　可溶性惰性气体 ·············· 25

2.7　多普勒方法 ·············· 25

2.7.1　方法 ·············· 25

2.7.2　连续或脉冲多普勒 ·············· 25

2.8　用于测量 CO 的多普勒方法 ·············· 26

2.8.1　超声心动图 ·············· 26

2.8.2　胸骨上多普勒 ·············· 26

2.8.3　经气管多普勒 ·············· 27

2.8.4　经食管多普勒 ·············· 27

2.9　胸部生物阻抗 ·············· 27

2.10　测量 CO 的其他方法 ·············· 28

2.10.1　根据流量模型的方法 ·············· 28

参考文献 ·············· 29

第 3 章　血流动力学监测技术 ·············· 35

3.1　肺动脉导管测量肺动脉阻塞压 ·············· 35

3.1.1　原理 ·············· 35

3.1.2　测量的有效性 ·············· 35

3.1.3　肺动脉导管在肺动脉中的位置 ·············· 36

3.1.4　肺动脉导管在循环衰竭中的诊断应用 ·············· 38

3.1.5　PAOP 对左心室前负荷的评价 ·············· 38

3.1.6　PAOP 作为肺过滤压的标志 ·············· 39

3.2　经中心静脉导管测量中心静脉压 ·············· 39

3.2.1　中心静脉导管 ·············· 39

3.2.2　CVP ·············· 40

3.2.3　平均体循环压的测量 ·············· 41

3.2.4　静脉回流的阻力 ·············· 42

3.2.5　静脉储备和心输出量 ·············· 42

3.2.6　CVP 测量原则 ·············· 42

参考文献 ·············· 44

第 4 章　氧供与氧需的监测 ·············· 47

4.1　生理学基础 ·············· 47

4.2　混合静脉血氧饱和度（SvO_2） ·············· 47

4.3　SvO_2 与局部氧合 ·············· 48

4.4　$ScvO_2$ 的作用 ·············· 48

参考文献 ·············· 49

第5章　超声心动图 · 51

5.1　CO 的测量 · 51

5.2　心搏出量的测量 · · · · · · · · · · · · · · · · · 51

5.3　二维超声心动图计算心搏出量 · · · · · · · · · · · 51

5.4　多普勒超声估算压力阶差 · · · · · · · · · · · · · 53

5.4.1　简化的伯努利方程 · · · · · · · · · · · · · · 53

5.4.2　估算收缩期肺动脉压 · · · · · · · · · · · · 54

5.5　左心室充盈压评估 · · · · · · · · · · · · · · · · · 54

5.6　右心室功能评估 · · · · · · · · · · · · · · · · · · 56

参考文献 · 59

第6章　容量反应性动态指标 · · · · · · · · · · · · · · · · · 61

6.1　被动抬腿试验评估前负荷依赖 · · · · · · · · · · · 61

6.2　机械通气对血流动力学参数影响的应用 · · · · · · · · · · 62

6.2.1　收缩压呼吸变异率 · · · · · · · · · · · · · 62

6.2.2　脉压变异率（ΔPP）的测定 · · · · · · · · · · · 63

6.2.3　SVV 的测定 · · · · · · · · · · · · · · · · 64

6.2.4　脉搏波描记法 · · · · · · · · · · · · · · · 65

6.2.5　下腔静脉呼吸变异率（ΔIVC）的测量 · · · · · · · · 66

6.2.6　上腔静脉呼吸变异率（ΔSVC）的测量 · · · · · · · · 66

6.2.7　射血前期和心室射血时间的测量 · · · · · · · · · 67

参考文献 · 69

第7章　展望 · 73

参考文献 · 75

索引 · 77

引 言

休克患者需要监测心血管系统多项生理参数。监测的目的是检测生理异常，并为临床医师提供信息，进而做出诊断，制订治疗策略。但是，如未对监测技术的应用进行评估或验证，则选择的监测类型和技术在应用过程中的高侵袭性可能带来更多麻烦。

急性循环衰竭在重症监护中极为常见，严重影响着患者预后。心源性休克主要与心肌梗死有关，死亡率为 30% ~ 50%。感染性休克患者的死亡率为 20% ~ 40%，这些患者需要使用血流动力学监测进行管理。当患者出现低心输出量（CO）时，临床医师应及早得到预警，但该参数又难以完全基于临床状态来判断。来自文献的数据显示，仅仅根据临床观察，超过 50% 的休克状态均无法由临床医师确定 [1]。而持续性低 CO 可导致多器官功能继发衰竭。

从生理学角度来看，心血管监测可以分为两类：大循环和微循环。

掌握每项监测技术的原理方法、测量技术及其特性都是不可或缺的。与其他检测技术一样，每种心血管监测技术都有相应的精度，应与标准样本测量的参考值一致，重复测量时变异率也应控制在一定范围。例如，用经典的温度稀释法测量右心输出量，存在约 12% 的变异系数。然而，三尖瓣不全、心内分流或先天性心脏病均可影响测量的可靠性。

在过去十年中，研究结果显示使用肺动脉导管并未改善 ICU 患者的死亡率。因此该项监测大大减少，微创技术的应用逐渐增加。超声心动图逐渐成为重症监护病房心脏病患者静态测量的常用工具。这也为该领域开发一系列"无创"测量设备提供了机会。临床医师可以通过无创设备获得诸如心率这样的参数，而过去这些参数仅能通过传统的"侵入性"技术获得。

由于没有哪种监测方法会影响疾病的发病率，因此临床医师更不应无视监测设备在危重症中对于诊断和监测的辅助作用。由于临床参数及与临床相关的参数通常并不足以识别心力衰竭等复杂病理生理情况下的循环状态，如果不进行进一步监测，可能会错失一些重要的血流动力学信息。

目前在重症监护中，还缺乏一种理想的血流动力学监测方法，能够准确、可重复、可靠且无创性地提供心血管系统的所有参数信息。理想的监测手段应给临床医师提供信息，并根据这些信息适当调整治疗策略，完成包括扩容、正性肌力药物及升压药的使用在内的复苏治疗，进而纠正血液循环障碍，改善患者状态。

在尚缺乏理想监测设备和方法的情况下，仍需要探索新的技术，更好地服务于重症医学。

（张祎　段军 译）

参考文献

1. Chioléro R, Revelly JP (2003) Concept de monitorage hémodynamique en soins intensifs. Rev Med Suisse 538(2462)

第 **1** 章 血压

在休克期间（ICU 中非常常见的临床表现），体循环血压的测量是疾病诊断、严重程度评估、治疗方案的制订以及患者监测的一个重要组成部分。血压也是临床医师首选的监测变量之一。血压是心血管系统的可控变量，低血压提示体内平衡显著紊乱。

血压值能提供定量信息。实际上，将血压值与休克定义的阈值比较，能够得到休克的明确诊断。但是，血压的评估必须考虑到患者的具体情况（如年龄、高血压病史、心力衰竭、糖尿病、是否接受标准化治疗）。血压值在休克的治疗中有预测价值，并且在休克治疗中代表一项治疗目标。血压值还能提供定性信息。甚至，血压连同测量的心输出量（CO）和中心静脉压（CVP）可用于计算外周血管阻力，据此可以鉴别休克类型。

血压包含 4 个部分：收缩压（SBP）、舒张压（DBP）、平均动脉压（MAP）和脉压（PP）。这 4 个部分综合起来用于评估血流动力学特征。另外，动脉血压波形也有助于特定疾病的诊断。例如，对于控制通气、潮气量 > 8mL/kg、窦性心律的患者来说，脉压随呼吸的变异（△PP）可用于评估容量反应性，如果脉压变异率（PPV）> 13% 则认为有容量反应性[1]。这些患者被称为"有容量反应性的患者"，通过静脉输液 CO 能增加 15% 以上。

1.1 血压测量

血压测量分为有创血压测量和无创血压测量。

1.1.1 无创血压测量

动脉内压力可通过间接法来测量，"闭塞法"是通过测量充气袖带引起的血管内反作用力所造成局部间断的血流变化。这些变化包括听诊的改变，可通过血压计检测，或是通过"示波法"将小幅震荡传播至袖带进行检测。"非闭塞法"是通过"张力测量法"在略扁平的动脉周边区域测量连续动脉内压力，或是通过光学体积描记法测量维持指动脉恒定容积所必需的反向压力。

无创血压监测曾一度使用水银血压计结合听诊法来进行测量（图 1.1 和图 1.2）。

由于环境保护的原因，水银血压计逐渐被淘汰。目前，袖带最好置于肱动脉处，袖带充气直至高于 SBP，然后缓慢放气。柯氏音（湍流）出现[2] 和消失[3] 时对应的数值分别是 SBP 和 DBP。在仅测量 SBP 时，听诊法要优于触诊法（图 1.3）。

这种方法在 ICU 中应用比较困难，尤其是出现紧急情况时。此种方法依赖手动测量，不能用于血压的自动监测。另外，SBP 的测量依赖于局部血流的搏动性湍流，构成第一时相柯氏音。可见，SBP 高度依赖于远端血管的紧张度。因此，听诊比较困难或者根本无法进行测量，尤其是在严重低血压或者休克状态。最后，年龄较大或者患有动脉粥样硬化的患者，其血管硬度增加，可能导致肱动脉可压缩性降低，并引起柯氏音传导的改变。结果导致血压计测量的 SBP 被低估，DBP 被高估。

"示波法"是依照商业保护算法来测量闭塞袖带放气时血管内反向波产生的微小震荡。这对应于血流恢复时动脉搏动的传播。当袖带逐渐放气时，震荡逐渐达到最大值，随后递减直至消失。利用该方法的设备测量的仅是 MAP（SBP 和 DBP 均为计算值），因为反向压力对应最大震荡。

"指端光电容积脉搏波描记法"测量的是进出手指的血流的周期性波动，并能提供手指血容量信息，测量宜选择食指。该方法测量原理是基于透过手指的光线的反射。二极管发出

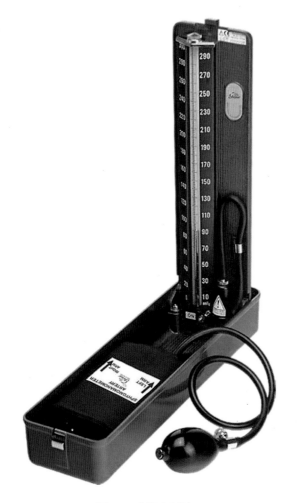

图1.1 水银血压计。

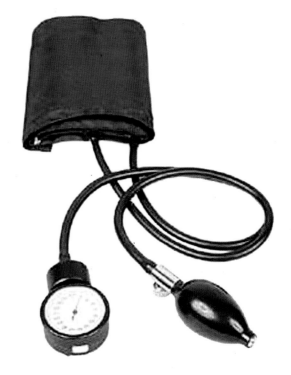

图1.2 血压袖带。

红外线测量手指血容量。它连接的系统能将该血容量分为两部分，一部分为维持手指血容量所必需的压力，另一部分为维持恒定动脉容积所需要的压力。该技术称为"容积钳制"法，允许连续监测每搏血压[4]。

张力测定法已被眼科医生使用数十年，用来测量眼内压。最近，这一方法得以发展，可用于测量浅表动脉压力，尤其是桡动脉。将压敏电阻晶体制成的压力传感器置于桡动脉正上方皮肤处轻轻施压。通过克服血管壁外的压力，持续测量传导至传感器的血管壁内压力。桡动脉信号校准的前提是假设桡动脉和肱动脉的 MAP 和 DBP 相等。利用传递函数重建中心动脉压波形曲线，并在大样本量的患者中进行验证。此种方法可以在中心大动脉水平更好地量化左心室(LV)后负荷的搏动成分[5]。尽

管已在全身麻醉状态下的平稳患者中得到了验证[3]，但该方法用于休克患者的相关问题仍有待证实[6-8]。

1.1.2 有创血压测量

有创动脉压测量适用于所有无创血压测量有问题的情况，包括测量不准确(如心律失常、极端的低血压或高血压、肥胖外伤者测量困难等)和可能出现血压突变而无法持续监测的情况，尤其是当患者接受血管活性药、强心药和(或)静脉降压药治疗时。有创血压测量避免了高估或低估动脉压(主要是降低 SBP 和 DBP)，其精准测量主要取决于测量链上的最薄弱环节——液压系统的特性。目前，配有电压力传感装置的预组装系统可应用于临床。这些一次性的压力传感系统之所以能精确测量动脉血压，主要是将零点漂移的可能性降至最低。仔细冲洗管路能避免管路中气泡所导致的信号干扰。因此，MAP 是一个精确参数，通过直接测量动脉血压时间曲线下的面积得到的，可以用于心律失常患者，其测量误差通常不超过 2%。在可选情况下，

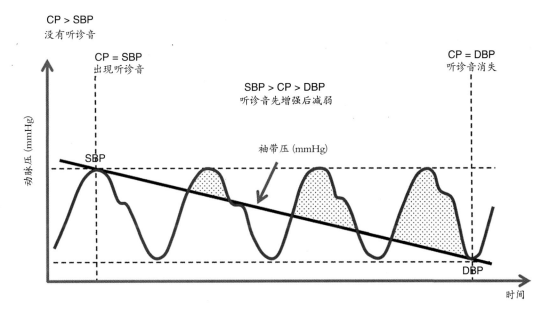

图1.3 无创动脉血压测量的原理是使用血压计和听诊器。首先,袖带压(CP)升高到高于SBP以阻断手臂血流;然后,CP逐渐下降,维持在合适水平使得血流能够通过动脉。这就是SBP。袖带血压持续下降,直至动脉血流在舒张期无阻碍(层流)。这就是舒张压。该图显示了动脉血压、CP以及动脉听诊音之间的关系。

当患者 SBP > 80mmHg(1mmHg=0.133kPa)时,最佳的动脉穿刺点位于桡动脉(图 1.4)。

Allen 试验被推荐用于评估侧支循环的状况[9]。在休克或紧急情况下,常常选择股动脉作为穿刺点。肱动脉和足背动脉也可以作为备选。推荐使用聚四氟乙烯或聚氨酯导管,5F 直径适用于股动脉,3F 直径适用于桡动脉。另外,也推荐使用持续流速为 2mL/h,并可能实现间断手动冲洗的冲洗系统。添加肝素未见获益[10]。动脉置管最严重的并发症是动脉血栓形成[11]。血栓的预防取决于材料的选择、Allen 试验的实施、导管的尺寸以及置管时长。另外一个严重的并发症为感染[12]。无菌措施与中心静脉置管及感染预防原则相同[13]。

动脉置管是每搏动脉血压测量的技术参考和金标准。与无创技术相比,存在着显著的个

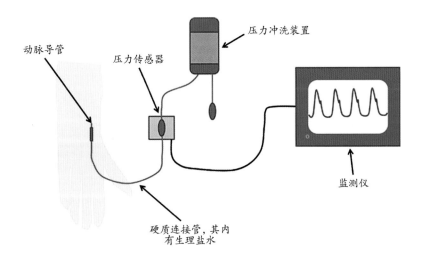

图1.4 动脉置管测量原理。动脉导管通过连接管与压力传感器连接,压力传感器连接监测仪。

体差异[14, 15]。然而，在急诊或者院前护理中，无创法似乎是唯一可选的方法，尽管其准确性备受质疑，尤其是在低血压情况下[16]。动脉置管能提供每搏动脉血压的数值（即 SBP、DBP、MAP 和 PP），并可直观显示动脉血压波形（图 1.5）。这两者是 ICU 血流动力学监测实施的基础[17]。

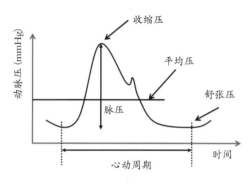

图1.5 血压曲线。

1.2 MAP

1.2.1 定义、计算和正常值

在不考虑搏动的情况下，MAP 是确保血液流动的压力[18]。因此，除了左心室灌注主要由左冠状动脉在舒张期提供外，MAP 相当于提供器官灌注的压力。MAP 的计算：测量血压曲线下面积并除以心动周期持续时间（随时间变化）。ICU 监控设备通常测量的是几秒内血压的平均值。

当使用血压计和听诊器测量动脉血压时，MAP 可以用下列公式估算：

$$MAP = \frac{2 \times DBP + 1 \times SBP}{3}$$

如果使用的是示波法测量血压，那么测量值就是真实的 MAP，SBP 和 DBP 则是通过数学公式推导得出的（专利）。从生理学角度看，无论测量点在哪里（即肱动脉、桡动脉、股动脉和颈动脉），MAP 被认为是恒定的[5, 19, 20]。同其他血管内压力一样，MAP 也与大气压

（760mmHg）相关。零点定位在心脏平面。

1.2.2 血压、血流阻力

血流是由两点之间总体能量差驱动的。虽然血压通常被视为血液流动的驱动力，但实际上是两点之间的总能量驱使血液流动。就此而言，恒速流动的非搏动式血流的研究是基于阻力的[21]。当达到平衡时，理论上，MAP 是在连续模式（而不是脉冲模式）下提供相同心输出量的压力。计算公式：

$$(MAP - MSP) - (RAP - MSP) = SVR \times CO$$

可以得到：

$$MAP - RAP = SVR \times CO$$

其中，MSP 指体循环平均充盈压，即血流停止时，贯穿整个循环系统的理论压力；RAP 是右心房压；SVR 是体循环血管阻力；CO 是心输出量。驱动压力阶差类似于电流回路中的电压差 U，由电阻 R 和电流 I 组成，并遵循欧姆定律（U=R×I）。

对于休克患者，治疗的目的在于提高 MAP、增加 CO（容量治疗、正性肌力药）或增加血管阻力（升压药）。尽管系统平均充盈压（MSP）常与体循环平均充盈压（MCFP）混淆，二者数值也相近，但两者是不同的。MSP 代表的是无血流状态下由循环系统弹性回缩力所产生的压力。MSP 在临床上是不可测量的，但是在心脏停搏数秒内的死亡患者中可以观察到。

因为：

$$(MAP - RAP) = SVR \times CO$$

所以，

$$MAP = (CO \times SVR) + RAP$$

可见，MAP 取决于 CO、SVR 和 RAP。

通常，只计算体循环血管阻力（也称总外周血管阻力）：

$$SVR = \frac{MAP}{CO}$$

并且当 RAP < 5mmHg 时，通常可以忽略。然而，无论是在静态还是动态情况下，SVR 都没有直观的生理学意义[22]。

1.2.3　血液黏度、阻力血管

SVR 不是测量值，而是通过 MAP、RAP 和 CO 计算得出。然而，SVR 并不是一个简单的理论数值。我们一般用黏度来描述液体流动的难易程度。作为层流系统的一部分（忽略惯性力），可根据泊肃叶定律来描述体循环血液流动的难易程度：

$$SVR = \frac{8\eta L}{\pi r^4}$$

其中，η 为血液黏度，L 为功能血管网的总长度，r 为全身功能血管的半径。相对于功能半径的减小或增加，血管阻力水平[即平滑肌细胞的收缩和舒张（与机械刺激密切相关或由内皮介导的功能）]是较小的。体循环血管阻力与功能血管半径的 4 次方成反比，因此，血管半径的微小改变即可引起体循环血管阻力明显的改变。沿着动脉血管树，我们观察到 MAP 下降幅度最大的地方位于小动脉和毛细血管（阻力血管）。主动脉及其分支以及一些小动脉（尤其是肱动脉、桡动脉）阻力非常低。在上肢或下肢测量的 MAP 基本上能准确地反映中心主动脉 MAP[23]。

1.2.4　MAP及MAP变化的意义

MAP 与 CO、血管阻力及系统平均充盈压密切相关，其关系可用下列公式表示：

$$MAP = (CO \times SVR) + RAP$$

显然，

- SVR不是测量值，而是通过MAP、RAP和CO计算得出的：

$$SVR = (MAP - RAP) / CO$$

- 对于休克患者，尤其是在右心衰竭、心脏压塞或液体治疗的患者中，RAP可能在公式中起主要作用。

MAP 的自我调节在心血管系统中起重要作用[18]。在生理情况下，MAP 的急剧下降通常被交感神经刺激抵消，导致反射性心动过速、每搏输出量增加（由于正性肌力作用和静脉收缩相关的前负荷增加）和全身动脉血管收缩。对于感染性休克或者血管麻痹患者，上述代偿机制常常是不起作用或者有缺陷的。因此，MAP 的下降可能是由于出现了不能被交感性血管收缩所代偿的 CO 减低，或者是由于血管舒张引起了不成比例的 SVR 下降而造成。因此，对于这些患者来说，监测 CO 非常必要，以便明确地确定血压下降的原因[22]。

MAP 通常被视为具有若干决定因素的心血管系统的相关可控变量。其受多种调节机制影响，其中包括压力反射。压力反射由对形变敏感的机械感应器触发。这些被称为"压力感受器"的受体位于全身大动脉血管壁上。高压压力感受器位于颈动脉窦、主动脉弓和右心房；低压压力感受器则位于肺血管。构成这些压力感受器的神经元在延髓孤束核有转接神经元。如果 MAP < 60mmHg，就检测不到颈动脉窦的脉冲。血压逐渐上升至最大值 180mmHg，随着血压的上升，脉冲逐渐出现。当压力感受器激活时，位于孤束核上的整合信号将同时导致位于延髓腹外侧髓质的交感神经元抑制和位于疑核和迷走神经背核的心迷走神经元的兴奋。血管运动中枢控制心脏和血管的输出信号，并因此影响血管 - 心脏偶联。压力反射反应调节方向与血压变化方向相反[24]。

大动脉的 MAP 值相对稳定，因此，MAP 被认为是大多数重要器官的灌注压。当 MAP 降低到自身调节阈值下限以下时，局部血流与 MAP 呈线性相关[25]。自身调节阈值下限为 60 ~ 70mmHg。下限值具有个体差异，其受患者的心血管病史、靶器官、病理变化、代谢活性和所使用的血管扩张剂的影响。

器官血流的自身调节是一种普遍现象，是为了在动脉灌注压变化的过程中器官能维持恒定的血流。肌性调节、代谢调节、组织压力和球管反馈已被认为是自身调节的四种重要机制，而第五种可能的机制——局部神经调节虽已有报道，但重视度不够。数年来，已获得了大量的证据支持血流自动调节的肌性调节、代谢调节以及球管反馈机制。代谢性和肌性调节机制在血管床以及在少数组织中的相对作用差异较大；一般来说，其中一个调节机制起主要作用。如果一个器官中同时存在这两种机制起调节作用，一般无法分辨这两种机制的相对重要性。此外，每种机制的贡献都可以根据组织的代谢活性和研究的实验条件而发生变化。血流自动调节的代谢或流量依赖机制取决于组织氧水平，可能通过组织代谢的改变起作用。然而，不能排除氧对阻力血管的直接影响。组织 PO_2 分布的异质性质表明，低氧张力区域也许是流量调节的主要位置，在氧输送下降时会产生扩血管物质。在这种假定区域产生的特殊化学物质仍有待进一步确定[25]。

当 MAP < 60mmHg 时称为低血压[26]。既往有高血压病史的患者，即使 MAP > 60mmHg，但只要 MAP 降低 > 40mmHg 也称为低血压。然而，没有确保所有器官充分灌注的最小 MAP 值，因为每个器官的 MAP 临界值都是不同的。因此，这里只是推荐，尤其是感染性休克患者，其靶器官最低 MAP 为 65mmHg，以保证器官灌注[27]。这些推荐是基于临床研究，这些研究显示 MAP > 65mmHg 不会改善器官灌注或组织氧合[27]。但是，对于老年患者或者高血压患者，需要更高的 MAP 水平。

1.3 脉压

1.3.1 容量血管的定义

动脉系统的近端血管（如主动脉及其一级分支）富含弹性蛋白，因此称为"弹性血管"[21]。的确，这些血管通过储存心脏收缩期射出的部分血液并在舒张期以缓慢释放的方式来缓冲心脏射血压力（Windkessel 现象），从而为远端边缘血管系统提供持续血流。该过程的初始做功耗能非常少，如果必须包含动脉血管未完全容纳的每搏输出量（SV），则耗能就会更大。

1.3.2 脉搏波传导速度及反射波的定义

心脏搏动和 SV 对动脉系统的影响明显，表现为脉搏波。在动脉顺应性 - 阻力中观察到的脉搏波取决于入射波和反射波。脉搏波传导速度（PWV）与动脉顺应性（C）呈反比。有几项研究显示[28, 29]，压力的上升取决于顺应性，即 C=dV/dP。血压水平与动脉树的生理特性直接相关。血压（SBP、DBP、MAP 和 PP）、左心室功能和外周血管阻力之间的相互作用一直不

清楚。Windkesse 模型试图解释它们之间的相互关系[30]。但是，该模型作用也有限。有研究显示，脉搏波传播模型更适合。

Windkesse 模型起源于 1899 年[30]。它是一个生理模型，用来表示血压、CO、外周血管阻力及动脉顺应性随时间的变化：

$$dP(t)/dt = \frac{I(t)}{C} - \frac{P(t)}{RC}$$

其中，$P(t)$ 代表血压的变化，$I(t)$ 代表电流强度的流量（参照电路系统），对应于 CO，dP 是回路的电势差，R 是外周血管阻力，C 代表动脉顺应性。该模型受电路系统启发而产生，包含发动机（心脏）、电阻（外周血管阻力）和电容（动脉顺应性）。血压与回路电压相对应（电势差），CO 与电流强度相对应。在心脏收缩期，容量血管储存部分左心室射出的血容量。然后这部分心搏量在舒张期被释放，所以脉搏波沿着动脉树逐渐减弱，保持总体血流恒定。该模型归因于动脉系统的血压阻尼功能和血流传递功能（图 1.6）。

但是，该模型有若干局限[31]。首先，它不能解释压力放大现象。其次，PWV 未考虑在内。由于 PWV 依赖于所考虑的动脉段的顺应性，所以动脉顺应性与 PWV 之间存在直接关系，可以由 Bramwell 和 Hill 公式表示[32]：

$$PWV = \sqrt{\frac{V \, dP}{\rho dV}}$$

其中，ρ 代表血液密度，dP/dV 代表顺应性，V 代表体积。

1.3.3 当前模型

基于这些研究结果，构建了一个更实用的模型，旨在解释心脏和动脉整体功能。这个模型融合了脉搏波在整个动脉树上的传播[31]。实际上，LV，外周阻力和动脉顺应性之间的相互作用涉及动脉波的形状和传播速度的研究。当前模型可以更好地解释由于压力放大现象而造成的沿着动脉树观察到的变化，特别是在高龄、高血压和心力衰竭或使用血管扩张剂的患者中。由 LV 产生的脉搏波传播到近端弹性主动脉。入射波在动脉分叉处被反射，使得反

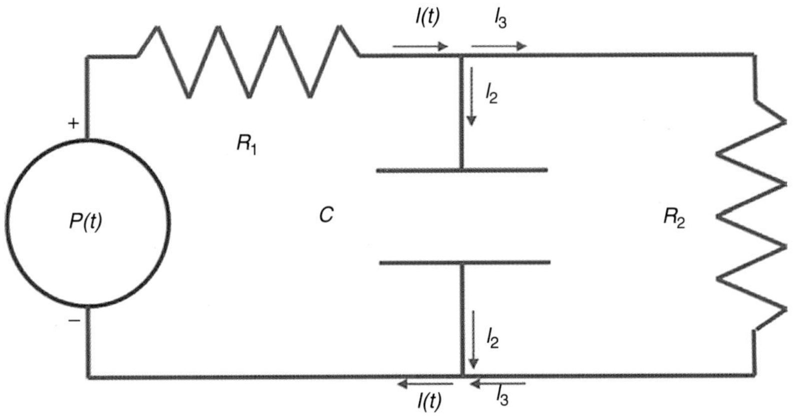

图1.6　三要素的Windkessel模型。R代表电阻（$R1$是由动脉瓣产生的阻力，$R2$是外周血管阻力），$P(t)$是血压变化，C是血管顺应性，I是电流强度，$I(t)$是随时间变化的泵血流量，$I2$是电路中间分支的电流，$I3$是电路右分支的电流。

射波融合到入射波（融合现象）。反射波返回得快慢取决于反射距离和PWV（其取决于血管系统的顺应性）[29, 31, 33]。在血管收缩期间，反射部位接近中心发射点。反射波不止有一个。而是几个小波融合成"反向"波[31]。因此，脉搏波是可变的，其变化取决于影响血管顺应性的所有因素，即患者年龄、血压测量部位和患者状态（即高血压和心力衰竭）。

在年轻个体中，中心脉搏波具有早期收缩峰和低振幅的特点（图 1.7a）。在另一个脉搏波传播前，反射波会发生反弹（箭头），并在舒张期后继续反弹。反射波随着时间衰减。

老年人中，中心脉搏波具有较晚收缩峰和较高振幅的特点，并且有较早、较晚两个反射波（由于血管顺应性的下降）（图 1.7b）。收缩峰和反射波叠加构成峰值振幅。在 S 型曲线结束后，由于缺乏反射波的影响，导致舒张期衰减加快。这个压力（峰值和第一肩值之差）会随着年龄增加而逐渐增大（脉压高值）。

远端（股动脉）和中心（主动脉）压力是有区别的。事实上，中心动脉 SBP 低于外周动脉 SBP。血管壁结构的变化（中心动脉是弹性、肌性血管）导致从中心到外周血管扩张性逐渐减弱。增加的 PWV 和反射位置解释了较早的入射压力峰值和反射波。外周血压的测量值要高于肱动脉压，而肱动脉压又高于中心动脉压。因此，肱动脉压并不能很好地代替中心动脉压，尤其是在年轻患者。

在患有高血压的患者中，脉搏波的波形会发生变化，就如同在老年人中观察到的一样，并且可以由相同现象解释。由于外周阻力增大以及在循环周期中出现的较大的早期反射波，导致动脉僵硬度和 PWV 增大（图 1.7c）。

最后，在低 CO 的患者中，在脉搏波中存在两个峰。由于左心室射血时间（LVET）缩短，反射波在 S 型曲线尖顶闭合后发生。因此，第一峰与左心室收缩峰值对应，第二峰与反射波产生的舒张峰值对应。这些患者中的 S 型曲线过早闭合可以通过反射波相关的现象来解释。在使用血管扩张剂期间，振幅和早期反射波能增加射血时间（ET）和 CO[31, 34]。

1.3.4　主动脉脉压

脉压是 SBP 和 DBP 的差值。其值是在动脉系统确定位置测量所得，是射血容量和动脉弹性的函数[21]。脉压测定可以视为与电阻和电回路相似的周期性流体。在这个最简单的模型中，在大动脉近端，整个系统与二元空气腔：二元 Windkessel 模型相似，其包括对应于电容元素的总动脉顺应性（C），其被并联性地添加至 SVR。舒张期血压的降低具有单指数特征，由动脉时间常数（Tau）表示如下：

$$Tau = SVR \times C$$

该模型可应用于升主动脉的最近端部分。因此，可以使用基于二元 Windkessel 模型的简

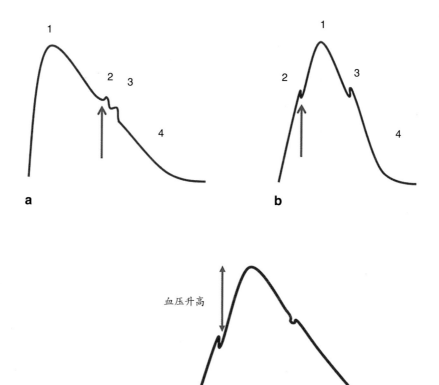

图1.7 脉搏波。（a）年轻人脉搏波；（b）老年人脉搏波；（c）脉压增加。脉压（峰值和第一肩值之差）随着年龄的增大而逐渐升高。

化方法来估计动脉顺应性 [21]：

$$C = \frac{每搏量}{主动脉脉压}$$

还有涉及近端主动脉弹性的更复杂的模型，例如"特征阻抗"和反射波模型 [35]。

1.3.5 外周脉压

外周脉压与 MAP 关系不密切，与 SVR 关系更不密切。外周脉压反映了血压的脉动成分，并且主要取决于动脉硬度（1/ 顺应性，其值等于弹性）和 SV。在 ICU 患者中进行的一项研究表明，外周脉压主要与 SV 和总动脉顺应性 C 相关，通过动脉张力法测量 [36]。因此，可以通过正压通气患者的脉压变异率来评估容量反应性 [1, 37]。在老年患者中，动脉硬度增高，对于同样的心搏量来说，导致脉压增高，SBP 升高，DBP 降低。因此，老年患者如果出现脉压

降低，很可能是由于 SV 下降。实际上，我们一般会假设这些患者的动脉僵硬度较高 [38]。最后，ICU 中脉压的连续监测可以间接地反映 SV 变化 [39]。

1.4 舒张压

临床医师普遍认为，DBP 的主要决定因素是血管张力。血管张力的降低（如持续的血管舒张状态）将导致 DBP 降低。在没有严重主动脉瓣反流的情况下，DBP 依赖于舒张期以及血压降低的时间，而后者又依赖于血液的顺应性和阻力：

$$Tau = SVR \times C$$

对于每次心跳，舒张时间增加将导致 DBP 降低；相反，舒张时间缩短将导致 DBP 升高。同样的，衰减时间（Tau）缩短将导致 DBP 降低；相反，Tau 升高将导致 DBP 升高。在血管舒张

或动脉硬度增大导致动脉顺应性下降时, Tau 将更短。因此, 对于给定水平的 MAP 和(或) SVR, 动脉硬度增大导致 DBP 下降; 另外, 除非 SBP 增加, 否则动脉硬度增大将成倍地降低 DBP。

1.5　收缩压

临床医师认为, 总动脉顺应性和左心室射血分数(LVEF)的特征是 SBP 的主要决定因素。然而, 对于 DBP, 生理和病理情况都无法简单描述[20]。事实上, 对于给定水平的 MAP 或 SVR, 动脉僵硬度增大时 SBP 升高, 并且 SBP 的增加值最大可达同期 DBP 减少值的 2 倍。同样的, 对于给定水平的 MAP 或 SVR, 动脉僵硬度降低, 动脉顺应性加大时, SBP 降低, 并且 SBP 的降低值将会是同期 DBP 增加值的 2 倍。已有研究表明, 大动脉弹性急剧改变引起动脉顺应性发生急剧变化,特别是在休克期间。

（吴筱箐　丛鲁红 译　张军伟　叶刚　申艳玲 校）

参考文献

1. Michard F, Boussat S, Chemla D, Anguel N, Mercat A, Lecarpentier Y et al (2000) Relation between respiratory changes in arterial pulse pressure and fluid responsiveness in septic patients with acute circulatory failure. Am J Respir Crit Care Med 162(1): 134–138
2. Chioléro R, Revelly JP (2003) Concept de monitorage hémodynamique en soins intensifs. Rev Med Suisse 538(2462)
3. Vos JJ, Poterman M, Mooyaart EA, Weening M, Struys MM, Scheeren TW et al (2014) Comparison of continuous non-invasive finger arterial pressure monitoring with conventional intermittent automated arm arterial pressure measurement in patients under general anaesthesia. Br J Anaesth 113(1):67–74
4. Philippe EG, Hebert JL, Coirault C, Zamani K, Lecarpentier Y, Chemla D (1998) A comparison between systolic aortic root pressure and finger blood pressure. Chest 113(6):1466–1474
5. O'Rourke MF, Adji A (2005) An updated clinical primer on large artery mechanics: implications of pulse waveform analysis and arterial tonometry. Curr Opin Cardiol 20(4):275–281
6. Ameloot K, Van De Vijver K, Van Regenmortel N, De Laet I, Schoonheydt K, Dits H et al (2014) Validation study of Nexfin(R) continuous non-invasive blood pressure monitoring in critically ill adult patients. Minerva Anestesiol 80:1294–1301
7. Fischer MO, Avram R, Carjaliu I, Massetti M, Gerard JL, Hanouz JL et al (2012) Non-invasive continuous

8. Ruiz-Rodriguez JC, Ruiz-Sanmartin A, Ribas V, Caballero J, Garcia-Roche A, Riera J et al (2013) Innovative continuous non-invasive cuffless blood pressure monitoring based on photoplethysmography technology. Intensive Care Med 39(9):1618–1625, Research Support, Non-U.S. Gov't Validation Studies
9. Hildick-Smith D (2006) Use of the Allen's test and transradial catheterization. J Am Coll Cardiol 48(6):1287, author reply 8
10. Robertson-Malt S, Malt GN, Farquhar V, Greer W (2014) Heparin versus normal saline for patency of arterial lines. Cochrane Database Syst Rev 5:CD007364
11. Scheer B, Perel A, Pfeiffer UJ (2002) Clinical review: complications and risk factors of peripheral arterial catheters used for haemodynamic monitoring in anaesthesia and intensive care medicine. Crit Care 6(3):199–204
12. O'Horo JC, Maki DG, Krupp AE, Safdar N (2014) Arterial catheters as a source of bloodstream infection: a systematic review and meta-analysis. Crit Care Med 42(6):1334–1339
13. Zingg W, Cartier V, Inan C, Touveneau S, Theriault M, Gayet-Ageron A et al (2014) Hospital-wide multi-disciplinary, multimodal intervention programme to reduce central venous catheter-associated bloodstream infection. PLoS One 9(4):e93898
14. Jones DW, Appel LJ, Sheps SG, Roccella EJ, Lenfant C (2003) Measuring blood pressure accurately: new and persistent challenges. JAMA 289(8):1027–1030
15. Pickering TG, Hall JE, Appel LJ, Falkner BE, Graves J, Hill MN et al (2005) Recommendations for blood pressure measurement in humans and experimental animals: Part 1: blood pressure measurement in humans: a statement for professionals from the Subcommittee of Professional and Public Education of the American Heart Association Council on High Blood Pressure Research. Hypertension 45(1):142–161
16. Cohn JN (1967) Blood pressure measurement in shock. Mechanism of inaccuracy in ausculatory and palpatory methods. JAMA 199(13):118–122
17. Michard F (2005) Changes in arterial pressure during mechanical ventilation. Anesthesiology 103(2):419–428, quiz 49-5
18. Chemla D (2006) Factors which may influence mean arterial pressure measurement. Can J Anaesth = J Can Anesth 53(4):421–422
19. Pauca AL, O'Rourke MF, Kon ND (2001) Prospective evaluation of a method for estimating ascending aortic pressure from the radial artery pressure waveform. Hypertension 38(4):932–937
20. Franklin SS, Gustin W, Wong ND, Larson MG, Weber MA, Kannel WB et al (1997) Hemodynamic patterns of age-related changes in blood pressure. The Framingham Heart Study. Circulation 96(1):308–315
21. Chemla D, Hebert JL, Coirault C, Zamani K, Suard I, Colin P et al (1998) Total arterial compliance estimated by stroke volume-to-aortic pulse pressure ratio in humans. Am J Physiol 274(2 Pt 2):H500–H505
22. Badeer HS, Hicks JW (1994) Pitfalls in the assessment of vascular resistance. Cardiology 85(1):23–27
23. McEniery CM, Yasmin, Hall IR, Qasem A, Wilkinson

IB, Cockcroft JR (2005) Normal vascular aging: differential effects on wave reflection and aortic pulse wave velocity: the Anglo-Cardiff Collaborative Trial (ACCT). J Am Coll Cardiol 46(9):1753–1760

24. Hainsworth R (1990) Non-invasive investigations of cardiovascular reflexes in humans. Clin Sci 78(5): 437–443

25. Johnson PC (1986) Autoregulation of blood flow. Circ Res 59(5):483–495

26. Practice parameters for hemodynamic support of sepsis in adult patients in sepsis. Task Force of the American College of Critical Care Medicine, Society of Critical Care Medicine (1999) Crit Care Med 27(3):639–660

27. Asfar P, Meziani F, Hamel JF, Grelon F, Megarbane B, Anguel N et al (2014) High versus low blood-pressure target in patients with septic shock. N Engl J Med 370(17):1583–1593, Comparative Study Multicenter Study Randomized Controlled Trial Research Support, Non-US Gov't

28. Ong KT, Delerme S, Pannier B, Safar ME, Benetos A, Laurent S et al (2011) Aortic stiffness is reduced beyond blood pressure lowering by short-term and long-term antihypertensive treatment: a meta-analysis of individual data in 294 patients. J Hypertens 29(6): 1034–1042

29. O'Rourke M (1991) Arterial compliance and wave reflection. Arch Mal Coeur Vaiss 84(Spec No 3): 45–48

30. Frank O (1899) Die Grundform des arteriellen Pulses. Z Biol 37:483–526

31. Laurent S, Cockcroft J, Van Bortel L, Boutouyrie P, Giannattasio C, Hayoz D et al (2006) Expert consensus document on arterial stiffness: methodological issues and clinical applications. Eur Heart J 27(21):2588–2605

32. Westenberg JJ, van Poelgeest EP, Steendijk P, Grotenhuis HB, Jukema JW, de Roos A (2012) Bramwell-Hill modeling for local aortic pulse wave velocity estimation: a validation study with velocity-encoded cardiovascular magnetic resonance and invasive pressure assessment. J Cardiovasc Magn Reson: Off J Soc Cardiovasc Magn Reson 14:2, Research Support, Non-US Gov't Validation Studies

33. Merillon JP, Motte G, Masquet C, Azancot I, Guiomard A, Gourgon R (1982) Relationship between physical properties of the arterial system and left ventricular performance in the course of aging and arterial hypertension. Eur Heart J 3(Suppl A):95–102

34. O'Rourke MF (2009) Time domain analysis of the arterial pulse in clinical medicine. Med Biol Eng Comput 47(2):119–129

35. Dart AM, Kingwell BA (2001) Pulse pressure – a review of mechanisms and clinical relevance. J Am Coll Cardiol 37(4):975–984

36. Lamia B, Teboul JL, Monnet X, Osman D, Maizel J, Richard C et al (2007) Contribution of arterial stiffness and stroke volume to peripheral pulse pressure in ICU patients: an arterial tonometry study. Intensive Care Med 33(11):1931–1937

37. Michard F, Chemla D, Richard C, Wysocki M, Pinsky MR, Lecarpentier Y et al (1999) Clinical use of respiratory changes in arterial pulse pressure to monitor the hemodynamic effects of PEEP. Am J Respir Crit Care Med 159(3):935–939

38. Kelly R, Hayward C, Avolio A, O'Rourke M (1989) Noninvasive determination of age-related changes in the human arterial pulse. Circulation 80(6): 1652–1659

39. Marik PE, Cavallazzi R, Vasu T, Hirani A (2009) Dynamic changes in arterial waveform derived variables and fluid responsiveness in mechanically ventilated patients: a systematic review of the literature. Crit Care Med 37(9):2642–2647, Meta-Analysis Review

第2章 心输出量及其衍生参数的监测

2.1 肺动脉导管测定心输出量

经典的肺动脉导管(PAC)，也称为 Swan-Ganz 导管，是 ICU 中仍在使用的血流动力学监测工具。在过去的 15 年，微创技术的进步使得该导管的使用减少。不仅如此，荟萃分析显示，该导管对 ICU 患者生存方面并无获益[1,2]。然而，重要的是，理解使用该导管能获得什么样的信息。本章将阐明通过 PAC 获得的数据及相应的计算：血管内压力、CO(采用热稀释技术)以及混合静脉血氧饱和度。

2.1.1 指示剂稀释技术

测量的原理用公式表示如下：

$$\Phi = m / \sum_o^t C_e \, \mathrm{d}t$$

其中，Φ 代表流量，m 代表指示剂的质量，C_e 代表检测端指示剂的浓度(假设注入端指示剂的浓度为 0)，$\sum_o^t C_e \, \mathrm{d}t$ 代表对应的浓度 - 时间曲线下面积(无再循环)。这就是 Stewart-Hamilton 原理。

2.1.2 热稀释技术

2.1.2.1 应用"快速推注"技术间断测量

该技术基于热量守恒的原理。其方法是在导芯的入口"弹丸式"注射冷液体。为了准确评估流量，在注射点和探测点指示剂必须没有损失，也必须与血液完全混合。最后，注射液与基础温度间的温度变化应极易探测。因此，有必要在应用前验证热敏电阻的敏感性和精确性(可以监测到 0.01℃ 的温差)。然而，该步骤在操作中常被忽视。

主要的公式如下[3]：

$$\Phi_b = \frac{q_i S_i Q_i (T_b - T_i)}{q_b S_b \sum_{t_1}^{t_2} \Delta T_b(t) \mathrm{d}t}$$

其中，Φ_b 代表流量，T_b 和 T_i 分别表示血液和指示剂的温度，Q_i 代表冷液体推注的容积，q 和 S 分别代表注射液和基础血温的比重和比热，当冷液体经过温度探测计时，t_1 和 t_2 分别指注射时间和混合结束时间。由于导管壁的热传导，胸腔内和胸腔外的导管内推注液体的温度在注射过程中或注射结束时是不一致的。这会导致热稀释曲线下降部分延长，这一现象称为"再循环"现象。曲线的下降部分可以通过单指数的形式来测算，只要血流稳定，且没有热线偏移，这种测算是可以接受的。因此，公式可以简化成：

$$\Phi_b = \frac{K_1 K_2 \Phi_1 (T_b - T_1)}{\sum_o^t \Delta T_b(t) \mathrm{d}t + A}$$

其中，$K_1 = \Phi_i S_i / q_b S_b$；$K_2$ 是一个取决于导管无效腔、温差及注射速率的常数；t 是时间终点；A 是曲线下面积。计算常数(CC)手动或自动加入计算程序，取决于导管类型(如尺寸、血管内长度、管壁的热传导性)、液体类型(如 0.9% 氯化钠，K_1=1.10；5% 葡萄糖，K_1=1.08)、推注液体的温度(如冷或室温)和容积。各种可应用的商业化计算程序间没有明显差异[4]。

几项临床研究证实，热稀释法与 Fick 法、靛氰绿稀释法具有良好的可比性。但是，当应用该技术监测危重患者时，必须对测量的变异做出解释。单次快速注射，CO 变异度达到 22% 时，临床上才认为是有显著意义的变化；第二次成功地注射测量时，变异度达到 15% 才具有显著性意义[5, 6]。

13

测量误差取决于以下因素。

（1）方法

如果 CC 太低，会导致低估 CO，这时需要用以下公式矫正：

$$CO_{矫正} = (CC_{矫正}/CC_{未矫正}) \times CO_{未矫正}$$

一般在肺动脉的近端管腔进行注射。但是，也可用另一个通向右心室的中心导管，或者通过指引导管的侧腔来进行注射。任何一种方法测量的结果均不一致，其原因在于注射容积存在差异 [7]。实际上，当注射容积从 10mL（冷）降到 5mL（室温 < 25℃）时，所测得的 CO 范围为 4.7 ~ 7.7L/min，CO 测量的准确性似乎就下降了。这种情况，是由于信号噪声比下降，引起变异性的增加 [7]。相反，当 CO < 4.7L/mL 时却没有检测到这种差异。最后，当 CO > 7.7L/min，注射容积从 10mL（冷）降至 5mL（室温）时，准确性降低，变异度显著增加。因此，如果 CO 正常或较低，在室温下快速推注 5 ~ 10mL 冷液体其结果是一样的。然而，如果 CO 较高或者在信号噪声比特别低的环境中（如室温高于 25℃，低体温或明显呼吸变化的病例），必须应用 10mL 的冷液体快速推注。值得注意的是，剩余溶液要在室温下冷却 45 ~ 60 分钟。此外，注射应该在溶液准备好 30 秒内完成，以免冷液体变暖 [64]。自动注射的方法有可能避免液体回暖，但是在临床实践中并不满意。在注射部位应用"闭合环路"技术联合温度测量系统，正如 CO-set® 系统的建议，可以降低细菌污染的风险。每 24 小时需要更换。但由于费用较高，该技术的应用受限。

（2）临床情况

一旦三尖瓣或肺动脉瓣关闭不全以及存在左向右分流时，指示剂可能会再循环，从而导致 CO 被低估。然而，一旦曲线下面积被低估时（如右向左分流，导致指示剂丢失），CO 会被高估。此外，在寒战、咳嗽及冷液体诱发的心律失常时，CO 也会发生变化。这些参数会影响测量。如果基础温度变化超过 0.05℃（随机出现、周期性或体外循环后发生），热稀释法测量 CO 可引起 15% ~ 50% 的误差 [8]。大多数计算程序解释不了这些变异。因此，必须认真检查热稀释曲线，以消除异常曲线所对应的 CO 测量值。机械通气时 CO 值的离散度会加大 [9]。数值不同取决于弹丸式注射的时间 [10] 和呼吸的频率 [11]。因此，虽然在呼吸周期的固定时间进行注射可减少测量变异度，但并不能很好地评估 CO [10]。此外，呼吸频率加快会降低变异性，导致血流动力学改变和氧的弥散，使得 CO 解读困难 [11]。在随机呼吸周期增加测量次数（≥ 4 次注射）或者以规律的时间间隔实施测量（4 次注射），可以更好降低超过 10% 离散风险（R）（随机 4 次注射，$R \leq 20\%$；规律间隔的 4 次注射，$R=0$）[3]。

总之，应用经典的快速推注热稀释技术测量 CO 的方法是可靠的。但是，应用者应符合一些技术要求，因为其方法平常，因此很容易被忽视。最后，如果 CO 随着时间变化 [12]，两次 CO 测定间 12% ~ 15% 的变异被认为是有重要临床意义的（每次测定 3 次）[6]。

2.1.2.2 热稀释曲线

正常曲线的典型构成为：快速注射后的一条底部平坦节段，接着一条平滑的上升曲线和一条缓慢回落至基线的曲线。因为热稀释曲线代表温度从最高到最低（血温降低），随后回升到更高温度的变化，所以"真实的"曲线是负向的。曲线下面积（Riemann 间隔）与 CO 呈反比（图 2.1）。低 CO 时，回落至基线的曲线延长，导致曲线下面积更大。高 CO 时，最冷的液体快速注射，通过心脏更快，温度就迅速地回落至基线值，导致曲线下面积更小（图 2.2）。

2.1.2.3 连续测量的方法

基于热稀释原理的连续 CO 测量技术已经

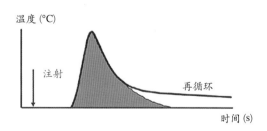

图2.1 基于肺动脉热稀释法，用于计算CO的随时间变化的温度曲线。用Stewart-Hamilton公式计算热稀释曲线下的面积，进而计算CO。

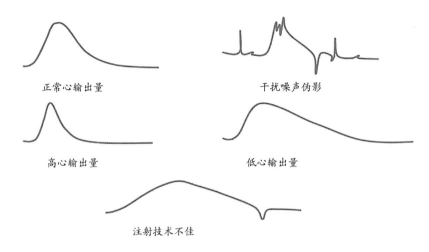

图2.2　不同病理状态下以及错误注射方法所获得的肺动脉热稀释曲线。

研发出来。用来测量 CO 的指示剂是一些大致相当于 7.5W 热量的加热器,通过加热导丝在右心室(混合室)内四处散播。这样,右心腔的信号噪声比增加,因此,提高了 CO 测量的准确性。输入和输出信号的统计特征被用于随机曲线的分析。这并没有考虑热稀释曲线,仅仅考虑到温度信号的瞬时值。"注入"右心室的伪随机二进制代码产生 10 ~ 15W 的热量。每个随机序列对应 15 秒或打开或关闭的状态(图 2.3a)。温度变化在系统的输出口被监测,比如,在实践中,在肺动脉水平监测(图 2.3b)。在输入和输出区域间实施互相关联(图 2.3c)。该分析结果被用来构建热稀释曲线,从而用曲线下面积来评估 CO。

公式如下 [13]:

$$F = \frac{P(60) / 4.180}{(2N / N+1)\rho c \sum_{K=0}^{N-1} \Phi_{\Delta T}(t)(k\Delta t)}$$

其中,ρ 为密度(单位:g/L,血液密度为 1.05g/L);ΔT 是温度变化;F 是流量(单位:L/min);c 是比热,比如,一个二进制伪随机编码(1 或 -1);Δt 是状态间期(打开或关闭);N 是伪随机序列的间期;P 是导丝的热量(单位:W);$\sum_{K=0}^{N-1} \Phi_{\Delta T}(t)(k\Delta t)$ 是靠输入和输出信号间互相关联得到的曲线下面积。

Swan-Ganz 导管和计算装置(如 Vigilan-ce™, Edwards Life Sciences, 加利福尼亚,尔湾)连接。"打开"状态间期是可变的,但接近总间期的 1/2。计算阶段是自动的,不需要操作者的任何干预。不需要校准。初始化和计算开始后,经过一段时间,初始值显示,而且每 30 ~ 60 秒更新一次。显示的数值反映了 3 ~ 6 分钟以前的 CO。Vigilance™ 计算程序可呈现未过滤显示模式。位于导管远端 14 ~ 25cm 的导丝,应尽可能靠近肺动脉瓣放置,以使热指示剂均匀混合,从而减少任何 CO 计算的误差。

第一个比较性研究,即比较持续热稀释法与常规技术(即液体快速推注的方法),结果显示两种技术间的平均差异是 0.02L/min,偏差为 -1.03 ~ 1.07L/min[63]。这些结果也经过与热稀释法(快速推注)、靛氰绿法和 Fick 法比较而得以证实 [14-19]。但是,平均数值的离散程度取决于研究本身不同的状态。高 CO 时,CO 偏差则呈增加的趋势 [16, 18, 19]。如果用传统的液体快速推注法测量 CO,变异性增加 [20] 的话,那么连续热稀释法测量中,反应时间增加也会使得变异性增加 [16]。尚无研究报道,长期使用该导管引发不良事件。虽然导管的尺寸比标准导管大,但置管没有特殊难度。因此,与传统快速推注法相比,该方法有一些优势:不依赖于操作者,消除了容量、温度和注射速度变化相关的误差;减少了由机械通气引发的 CO 变异,也降低了快速推注时细菌污染的风险。这个方法实现了实时分析 CO。

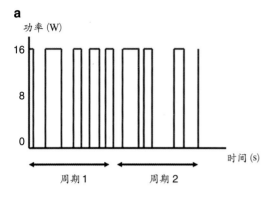

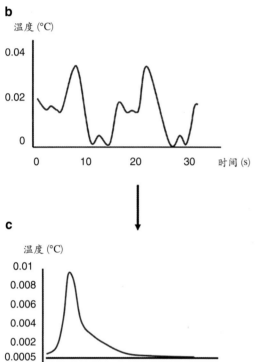

图2.3 热稀释法连续测量CO示意图。（a）伪随机二进制代码产生的两种信号；（b）根据图（a）描述的二进制代码产生的热量由右心室注入，其温度变化在肺动脉远端被监测；（c）由图（a）和图（b）构建热稀释曲线，通过曲线下面积计算CO。

包绕在左心室周围的右心室形态复杂，致使通过超声心动图测量其表面和容量非常困难。测定射血分数太复杂而不能在实践中应用这个参数进行血流动力学监测。然而，对一个心动周期的温度曲线的分析可以得到右心室射血后的剩余容积分数。如果没有心律失常或严重三尖瓣反流，监测器能减去剩余容积，进

而得到右心室射血分数(RVEF)[21]。右心室舒张末期容积(RVEDV)也能通过 SV 除以 RVEF 计算得到。与标准系统相比，该方法包括三个近端注射端口和一个每 52ms 采集一次的快速反应热敏电阻。作为低压泵，右心室(RV)对后负荷特别敏感，显然，当肺血管阻力增加时，收缩能力降低,RVEF 的正常值为 40% ~ 50% [22]。

心室舒张末期容积(EDV)是比充盈压力更好的前负荷指标。RVEDV 与 CO 之间的相关性远高于 CVP 或肺动脉阻塞压(PAOP)[23]。在应用呼气末正压(PEEP)的正压通气患者中，这种相关性仍然较高，而 CVP 和 PAOP 没有有效的相关性。RVEDV 正常范围为 60 ~ 100mL/m²。RVEDV > 120mL/m² 与 RV 扩张相关 [21]。

对于这种复杂和昂贵的测量方法有人提出质疑，即 RVEF 高度依赖于后负荷且实际上并未测量收缩性。此外, RVEDV 和 CO 之间的偶联与计算公式有关:RVEDV 由射血分数和 SV 计算而来 [例如, 两个共享变量相比较, 但是一个用来计算另一个(数学偶联)]。

2.2 跨肺热稀释法

2.2.1 跨肺热稀释法测量CO

肺动脉导管的置入对心脏侵入性较大，且与危重患者的存活率方面不相关。鉴于此，跨肺热稀释法超过肺动脉导管的使用(放置导管的数量)。这种技术需要使用一根位于胸内的中心静脉导管和位于大动脉(比如股动脉或肱动脉)中的带有热敏电阻的动脉导管，动脉导管的尖端离胸部不远。该技术涉及在静脉导管中快速推注冷(< 8℃)液体，并通过动脉导管上的热敏电阻采集温度曲线(图 2.4)。

CO 通过修正的 Stewart-Hamilton 公式计算(图 2.5)。

跨肺热稀释法已经经肺动脉热稀释法[24-27]和 Fick 方法证实有效 [28]。它是用于测量成人和儿童 [27, 29]CO 的可靠且可重复的方法。需要 3 次快速推注冷液体(通常用 0.9% NaCl)以获得 CO。此外，跨肺热稀释法较 Swan-Ganz 导管受呼吸影响更小。通过中心静脉导管注射的冷指示剂在右心室，肺循环、左心

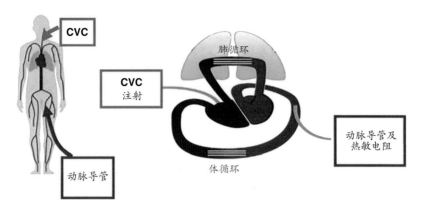

图2.4 跨肺热稀释技术原理。在SVC区域经中央静脉快速推注冷液体, 通过放置在股动脉中的动脉导管监测液体温度变化。(Reprinted with permission from Pulsion® Medical System)

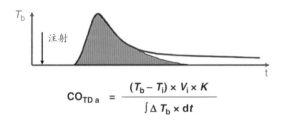

图2.5 通过跨肺热稀释技术和Stewart-Hamilton公式计算CO。T_b, 血液温度; T_i, 注射液温度; V_i, 注射液容积; $\int \triangle T_b * d_t$, 热稀释曲线下面积积分; K校正因子, 由体重、不同的血液温度和注射液温度决定。

室和降主动脉中成功地被稀释。因此, 使用Stewart-Hamilton 公式计算 CO, 并且冷指示剂的分布容积通过热稀释曲线的数学分析测定, 即全心舒张末期容积(即包含在四个心腔

和降主动脉中的血量)和血管外肺水(EVLW)容积。

2.2.2 测量全心舒张末期容积和胸腔内血容积

2.2.2.1 全心舒张末期容积

依据热稀释曲线的数学分析, 热指示剂的平均传输时间和下降时间可以评估全心舒张末期容积(GEDV)(图 2.6)。

热指示剂的分布容积等于 CO 乘以平均传输时间(图 2.7)。这与胸腔内热容积(ITTV)对应, 包括胸腔内血容积(ITBV)和 EVLW 容积(图 2.8)。肺热容积(PTV)包括肺血容积(PBV)和 EVLW容积。PTV 等于 CO 乘以下降时间, 与心腔和

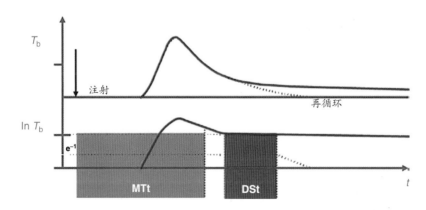

图2.6 跨肺热稀释曲线上测量平均传输时间(*MTt*)和取对数后测量的指数下降时间(*DSt*)。(Reprinted with permission from Pulsion® Medical System)

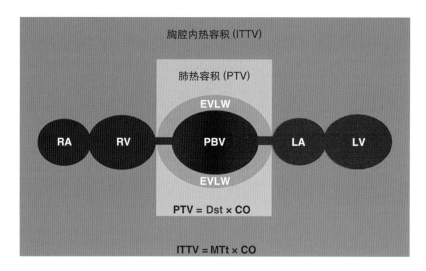

图2.7　跨肺热稀释技术中团注冷液体容积分布示意图。MTt, 平均传输时间；RA, 右心房；RV, 右心室；PBV, 肺血容量；LA, 左心房；LV, 左心室；DSt, 下降时间；EVLW, 血管外肺水。（Reprinted with permission from Pulsion® Medical System）

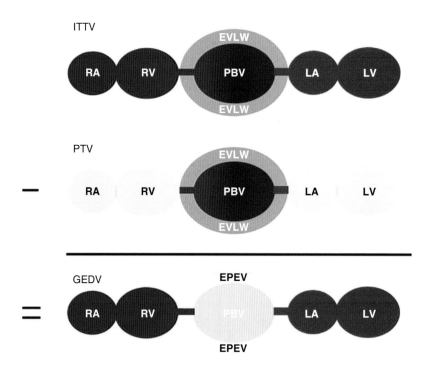

图2.8　跨肺热稀释技术计算全心舒张末期容积（GEDV）的方法。ITTV, 胸腔内热容积；EVLW, 血管外肺水。（Reprinted with permission from Pulsion® Medical System）

血管相比, PTV 被认为是胸腔内更大的容积[30, 31]。因此, GEDV=ITTV – PTV[32]。

　　GEDV 范围为 600 ~ 800mL/m^2 [33, 34]。实际上, GEDV 要比真实的心脏容积大。但是, GEDV 高度依赖心室容积。因此, GEDV 被认为是相当于心脏前负荷的指标。容量扩张会使 GEDV 增加, 但多巴酚丁胺不影响其数值。此外, 在容量扩张的情况下, GEDV 随着左心室舒张末期容积和 CO 的变化而变化。随着 CO 增加而 GEDV 不必在相同方向上变化, 即使两个值由相同的热稀释曲线确定[33, 34]。实际上，在 CO 和 GEDV 之间没有数学偶联关系。一些疾病可引起异常高的 GEDV，如主动脉瘤或心房扩张，其中 GEDV 取决于冷指示剂快速推注的部位（中心静脉导管）与指示剂检测部位（股动脉）之间的血容量。

2.2.3 ITBV的计算

ITBV=GEDV+PBV（图 2.9）。PBV≈ITBV×20%。通过公式，可以计算 ITBV。

IBTV 和 GEDV 之间的关联较强，不受体重、身高、CO、血管活性药物、肺高压、低氧或低血容量的影响[35, 36]。因此，通过测量 GEDV，跨肺热稀释法能可靠地评估 ITBV。ITBV 计算公式如下（图 2.10）：

$$ITBV=1.25\times GEDV$$

ITBV 作为容量或前负荷的指标被很多研究确认[37, 38]。其正常值范围为 750 ~ 1000mL/m²。虽然与 GEDV 相比，ITBV 在估计血容量方面没有优势，但其测量对于通过经肺热稀释法测定 EVLW 是至关重要的。

2.2.4 EVLW的测定

EVLW= ITTV – ITBV。EVLW 的正常值范围为 3 ~ 7mL/kg。但是，因为测量技术的限制，EVLW > 10mL/kg 时被认为是病理性肺水肿。计算得出的 EVLW 与动物实验中通过重量分析[39, 40]或人体中通过双指示剂稀释方法[32, 35]测量的 EVLW 具有良好相关性。在心源性肺水肿或病变中观察到 EVLW 值可达 35 ~ 40mL/kg[35]。EVLW 是危重患者一个独立预后指标。EVLW 值越大，对预后的影响越明显[41]。

当急性呼吸窘迫综合征（ARDS）的临床诊断困难时，EVLW 偶尔用于帮助鉴定肺水肿患者[42]。EVLW 已显示可适用于机械通气脱机试验[43]，不必在自主呼吸试验时测量 PAOP[44]。

基于 EVLW/PBV 的比率，可以自动计算肺血管通透性指数（PVPI）（图 2.11）。对于急性肺损伤和 ARDS 患者，PVPI 会高[45]。该指数可用于区分炎性肺水肿（肺血管通透性增大）与心源性静水压性肺水肿。当 EVLW > 12mL/kg，PVPI > 3 时提示具有肺水肿的损伤机制存在，具

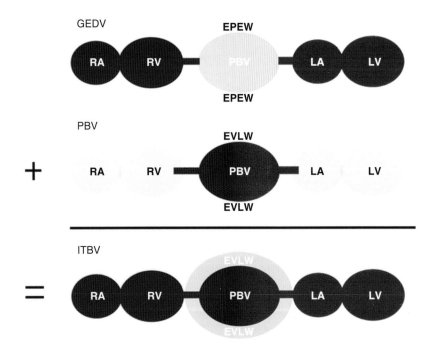

图2.9 跨肺热稀释技术计算胸腔内血容积（ITBV）原理。(Reprinted with permission from Pulsion® Medical System)

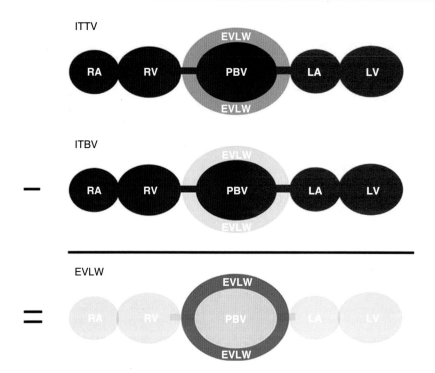

图2.10　由胸腔内血容积（ITBV）和胸腔内热容积（ITTV）计算血管外肺水（EVLW）。（Reprinted with permission from Pulsion® Medical System）

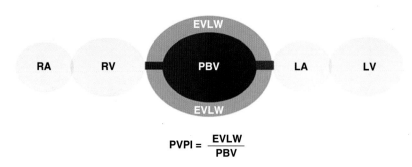

$$PVPI = \frac{EVLW}{PBV}$$

图2.11　由血管外肺水（EVLW）和肺血容量（PBV）的比值计算肺血管通透性指数（PVPI）。（Reprinted with permission from Pulsion® Medical System）

有良好的特异性和敏感性[46]。

　　然而，EVLW 的应用存在局限性。对 ARDS 患者（通过常规标准诊断）的两项临床研究显示，不应忽略具有正常 EVLW 的 ARDS 患者[47, 48]。其病理机制，可用肺循环中出现微血栓（无效腔增加）来解释。这导致冷指示剂的稀释空间减小，因此降低了 EVLW 值。此外，在心内分流的情况下，冷指示剂的再循环导致热稀释曲线显著延长。通过该曲线计算 EVLW，在再循环的情况下，EVLW 值异常高。

当分流闭合时，这些值得以纠正[47]。

2.2.5　全心射血分数的计算

　　血流动力学参数或多或少依赖于心室前负荷和后负荷的状态。心脏收缩力的评估在床边相对困难。心室射血分数是评估右心室和左心室收缩力和收缩功能的最常用的临床参数[49]。LVEF 是心搏量与心室舒张末期容积的比率。此外，搏出量与 GEDV 的比率称为全心射血分数（GEF）。该指数可视为心功能的总体指数。通过 CO 与心率(HR)比值得出搏出量,再除以 GEDV,跨肺热稀释技术得出 GEF。该指数可用于反映右心室和(或)左心室功能障碍[50]。但是,当 GEF 较低(<18%~20%)时,并不能确定是两个心室中的哪一个出现衰竭。因此,有必要参考超声心动图,这将有助于了解心力衰竭的机制。监测 GEF 也可以用于监测治疗[51]。

2.2.6 跨肺热稀释法可用于动脉脉搏轮廓分析的校准

应用动脉脉搏轮廓分析法,一些血流动力学监测器显示实时的连续的 CO。该监测的可靠性不仅基于血压信号的质量,还基于初始校准。一些监测仪器(如 LIDCO™,英国,伦敦)使用锂稀释法,而其他使用跨肺热稀释法来校准系统。脉冲轮廓分析法允许连续测量 CO 并计算左心室收缩指数。连续 CO 计算公式如下:

$$CO = SV \times HR$$

在 Pulsion® 医疗系统中,SV 是通过一次又一次动脉压收缩部分曲线下面积,并乘以校准因子而获得(图 2.12)。校准因子主要取决于患者心血管系统(动脉顺应性、全身血管阻力等)的心室动脉偶联。通过跨肺热稀释法测量 CO 必须校准,特别是在服用血管活性药物治疗期间[24]。通过测量心室射血期间的压力升高梯度(dP_{max})评价左心室收缩性能。其数值等于左心室压力瞬时最大变化率(dP/dt_{max})。最后,对动脉脉搏轮廓变化的分析允许在 7.5 秒内测量每搏输出量呼吸变异率(SVV),包括至少一个完整的呼吸周期[52]。这仅在正压控制通气的患者中出现。SVV > 9.5% 预测扩容后搏出量的增加,表明存在相对低血容量[53]。

因此,通过中心静脉途径快速推注盐水,可以测定不连续的跨肺热稀释参数以及从脉搏轮廓分析得到的 CO 连续测量的自动重新校准。

2.3 应用化学指示剂测定CO

应用化学指示剂(氯化锂)来测定 CO(如 LIDCO™,英国,伦敦)[54]。经肺热稀释法使用的是 Windkessel 三维模型,与之不同,脉搏轮廓分析技术使用的是能够反映脉波速度与合理解释反射现象的更复杂的模型[55],通过提供 CO 参考值,校正过程中计算出系统阻力。这些阻力相

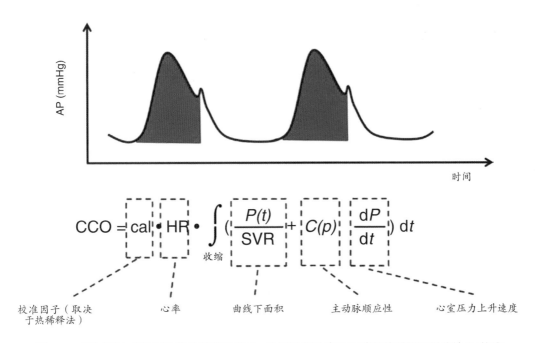

$$CCO = cal \cdot HR \cdot \int_{\text{收缩}} \left(\frac{P(t)}{SVR} + C(p) \frac{dP}{dt} \right) dt$$

校准因子(取决于热稀释法)　　心率　　曲线下面积　　主动脉顺应性　　心室压力上升速度

图2.12 通过逐次动脉压曲线收缩部分整合,采用脉搏轮廓法和跨肺热稀释法对连续CO校准。

当于 CO 与 MAP 的比值，而 SV 在校正期间也能可靠地评估。连续 CO 测量的准确性依赖于反复校准。事实上，这种测量能解释血管张力的变化，血管张力的变化可以是自发的或由血管活性药物诱导所致。多项研究对比了热稀释法与脉搏轮廓分析法对 CO 的测定，结果表明所有技术之间具有良好的相关性，尤其对于血管张力稳定，且未接受或者接受小剂量血管活性药物的患者 [24, 55, 56]。然而，心律失常患者或血压曲线不规则（假象）的患者被除外 [57]。

2.4 未经校准的脉搏轮廓分析

与其他技术相同，FloTrac/Vigileo™ 系统（Edwards Life Science，加利福尼亚，尔湾）通过 SV 乘以 HR 来计算 CO。公式中，用脉搏代替心律而已。通过专门的算法分析动脉血压波形计算 SV。该统计算法分析超过 100 次 / 秒的压力波，20 秒内获取 2000 多个数据点进行分析。这些数据点与患者的人口信息被用于计算血压的标准差（σAP）。σAP 与 PP 成正比。首先，σAP 乘以一个已知的相当于血管张力的转换因子 [Chi(χ)]。σAP 最初以 mmHg 表示，后来被转换为 mL/beat。这样，通过 σAP 和血管张力（χ），逐一算出 SV[58]：

$$CCO = HR \times (\sigma AP \times \chi)$$

$$\chi = M \left[HR, \sigma AP, C(P), BSA, MAP, \mu 3ap, \mu 4ap \cdots \cdots \right]$$

其中，CCO 表示连续心输出量；HR 表示心率；σAP 表示动脉血压标准差（mmHg），与压力差成正比；χ 表示多因子参数，与不同压力下血管张力效应成正比；M 是多因子的多项式方程；BSA 表示用 Dubois 方程计算的体表面积；MAP 表示计算出的 20 秒内取样平均动脉压；μ 表示由偏态、峰态及各种派生术语决定的统计矩。

该公式的原理是，主动脉压差与 SV 成正比、与主动脉顺应性成反比。最初，该公式用 MAP 的血压标准差来评价脉压（mmHg），以避免受血管张力紧张度的影响。压差的标准差与 SV 成正比，收集血压波每秒重复计算 100 次、共计

20 秒，产生 2000 个数据点，用于计算 σAP。血压标准差起初的单位为 mmHg，乘以转换因子 Chi(χ)，转换成为单位为毫升 / 次。Chi 是多元多项式方程参数，是评估血管张力对脉压影响的一个变量。通过分析脉率、MAP、MAP 标准差、大血管的顺应性（根据患者的人口统计数据估计）、不对称系数和动脉波形来计算 Chi。大约每 60s Chi 校正一次并插入方程。

这个系统存在一些局限性。动脉压信号差可致分析无法进行。虽然监测仪可自动修正，但包括室性期前收缩在内的心律失常可能导致系统不工作。最后，许多研究证实，当血管张力较差，如血管麻痹（感染性休克）或应用血管活性药物时，该系统测量的 CO 值不够精确 [59]。因此，ICU 休克患者中使用该技术需要谨慎，不能作为参考方案 [60]。

在血液流动稳定的情况下，未校准的脉冲轮廓分析系统是精确的。一项综述，将 43 项研究的数据加以整合和加权分析。结果显示，平均偏差显著（1.25L/min），百分比误差高达 40%。在血液流动不稳定的患者，观察到百分比误差更高（达到 45%）、偏差超过 1.64L/min。因此，在血流动力学不稳定的间期，基于未校准的连续脉冲轮廓分析法测定的 CO 值与热稀释法间断快速推注测定的 CO 值相关性有限 [61]。校准系统似乎比自动校准或未校准系统测量更准确 [62]。为了放心使用这些半侵袭性系统，特别是在休克期间做出重要的治疗决策时，定义最佳的血流动力学是必要的 [63]。其他的方法和技术与压力记录分析法（PRAM）类似。

2.5 应用稀释指示剂的其他技术

2.5.1 吲哚菁绿或三碳菁染料

这些技术通过在肺动脉处注射 5mg 染料，然后采用密度仪（特定波长）测定外周血中注射染料的浓度。据此生成染料浓度的时间曲线，由于血流速度为恒定的（约 40mL/min）。然后根据 Stewart-Hamilton 公式计算 CO。

第一运动时间曲线下面积可以通过下降部分来计算。这使它可以通过再循环曲线来计

算 CO。然而，与所有稀释技术类似，在存在低心输出量或严重瓣膜反流及分流的情况下，CO 的测量精度降低。此外，肝衰竭患者不适用此类方法，因示踪剂的代谢减慢。最后，偶尔也会发生过敏反应。

2.5.2 锂

该技术通过静脉导管注射 0.6mmol 氯化锂，之后应用有特殊电极的分析系统来测定血清锂浓度。目前应用的是经肺热稀释法。运用 Stewart-Hamilton 原理，通过单独的氯化锂稀释技术得以实现。氯化锂可经外周静脉和外周动脉稀释。氯化锂可受肌松药影响 [64]。此外，潜在的毒性可能使其在 ICU 应用中受限。

2.6 Fick方法

2.6.1 常规方法

该技术的原理是基于假设 O_2 消耗（VO_2）等于经肺进入肺血流中 O_2 的含量，公式如下：

$$VO_2 = Q \times (CaO_2 - CvO_2)$$

其中，CaO_2 为静脉血氧含量，CvO_2 为动脉和混合静脉血氧含量，Q 代表 CO，VO_2 表示 O_2 消耗。

经典方程如下：

$$\dot{Q} = \frac{\dot{V}O_2}{CaO_2 - CvO_2}$$

通过"气体交换开放循环"方法，根据不同的技术计算 VO_2，如下：

（1）这个技术使用间接测热法，不需要分离吸入气与呼出气。该技术不能用于气管插管机械通气的患者。

（2）该技术用于机械通气患者，导致吸入气和呼出气分离，用道格拉斯袋或混合腔室收集呼出气，即：

$$\dot{V}O_2 = \dot{V}I \times FIO_2 - \dot{V}E \times FEO_2$$

其中，$\dot{V}I$ 和 $\dot{V}E$ 分别代表吸入和呼出的气体流量，而 FE 和 FI 分别代表吸入或呼出气

体浓度。如果限于其中一种气流（通常为 $\dot{V}E$），则根据 Haldane 假说，其中进入身体的氮气流量（$\dot{V}I \times FIN_2$）等于呼出的氮气流量（$\dot{V}E \times FEN_2$）：

$$FIN_2 + FIO_2 = 1$$

和

$$FEN_2 + FEO_2 + FECO_2 = 1$$

由上述公式可以得出：

$$\dot{V}O_2 = \dot{V}E\left[(1 - FECO_2)FIO_2 - FEO_2)/(1 - FIO_2)\right]$$

有几个简化的系统（例如，SensorMedics, Engström Metabolic Computer 和 Datex Deltatrac）。其中，Deltatrac 系统使用稀释技术测量气体流量。

最后，测量 O_2 含量需要肺动脉导管和外周动脉导管。血液收集条件需要合适的方法。应特别注意采样速度，以确保肺动脉导管处于解锁位置，并可以立即分析血液样品。

传统上认为，Fick 方法是血流动力学和呼吸稳定患者 CO 测量 [65] 的参考方法 [66]。然而，一些作者已经表明，该方法在心脏外科术后脱机和血流动力学不稳定的患者中是可靠的和可重复的 [67]。由于使用卤化气体和 N_2O 分析的气体的压力和湿度的影响，通过该气体交换方法的 VO_2 测量中存在常规误差源。然而，这种方法在 VO_2 测量中的精度达 4%即认为是良好的 [70]。在自主呼吸环境空气的正常受试个体中，使用 Fick 原理测量 CO 的精度小于 5%。在计算动静脉血氧差异时误差约为 3%，该精度是令人满意的 [65]。一些研究比较了通过热稀释法测量 CO 与通过 Fick 原理计算的 CO 之间的差别 [71-73]。每个研究的准确性不同（0.5 ~ 1.87L/min）。然而，每两种方法之间的平均差异很小。当患者处于受控间歇通气环境中时，精度和偏差值最低 [67]。其他作者已经表明，通过 Fick 方法测量的 CO 的可重复性和准确性比热稀释法好 [84, 88]。在一项研究 [84] 中，通过热稀释法和 Fick 方法获得的 CO 值的精度和偏差分别为（1.1±0.1）L/min 和（0.7±0.01）L/min。在心脏手术患者中，Deltatrac™ 代谢监测仪使用 Fick 方法计算 CO，因准确性不足，该方法仅供参考 [70]。这种精度的缺乏可能由 VO_2 测量中的误差累积

和动静脉血氧差的计算误差累积而产生。

2.6.2 CO_2消耗

2.6.2.1 经典Fick方法[66]

这种方法的原理是用 CO_2 生成量（VCO_2）代替 Fick 方程中的 VO_2：

$$\dot{Q} = \frac{\dot{V}CO_2}{1.34 \times Hb \times R \times (SaO_2 - SvO_2)}$$

其中 R 是呼吸商，常数为 0.8（或取测量的平均值）。

然而，这些方法高度依赖呼吸商的稳定性及 SaO_2 和静脉血氧饱和度（SvO_2）的测量误差，而分压值则可忽略。因此，通过该方法获得的 CO 变异与通过热稀释或通过经典 Fick 方法测量的 CO 的变异相关性更高[66]。

2.6.3 CO_2再呼吸

Fick 原理可以应用于通过肺弥散的任何气体，包括 CO_2。NICO 监护仪（Novametrix Medical Systems, Inc., 美国，康涅狄格州，沃林福德）基于 Fick 原理对 CO_2 的应用，通过特定的一次性再呼吸回路间歇地部分再呼吸而非侵入性地估计 CO。监护仪包括 CO_2 传感器（红外光吸收）、一次性气流传感器（差压气相色谱仪）和脉搏血氧计。由每分通气量和 CO_2 含量计算 VCO_2，而从呼气末 CO_2（$etCO_2$）估计动脉 CO_2 含量（$CaCO_2$），同时调节 CO_2 解离曲线的斜率和无效腔的通气程度。部分再呼吸减少 CO_2 排出量并增加 $etCO_2$（平衡）。在正常和再呼吸条件下的测量，允许在 Fick 方程中省略静脉 CO_2 含量（$CvCO_2$）的测量，因此，排出量不需要中心静脉通路。NICO 监护仪的原理如下。

适用于 CO_2 的 Fick 方程：

$$CO = \frac{VCO_2}{CvCO_2 - CaCO_2}$$

假设 CO 在正常（N）和再呼吸（R）条件下保持不变，则：

$$CO = \frac{VCO_{2N}}{CvCO_{2N} - CaCO_{2N}} = \frac{VCO_{2R}}{CvCO_{2R} - CaCO_{2R}}$$

通过减去正常和再呼吸比，获得以下微分 Fick 方程：

$$CO = \frac{VCO_{2N} - VCO_{2R}}{(CvCO_{2N} - CaCO_{2N}) - (CvCO_{2R} - CaCO_{2R})}$$

因为 CO_2 在血液中快速弥散（比氧气快 22 倍），可以认为 $CvCO_2$ 在正常和再呼吸条件之间没有差异；因此，静脉 CO_2 含量从方程式中抵消：

$$CO = \frac{\Delta VCO_2}{\Delta CaCO_2}$$

$\Delta CaCO_2$ 可以通过 $\Delta etCO_2$ 乘以 CO_2 解离曲线的斜率（S）来估计。该曲线表示 CO_2 体积（用于计算 CO_2 含量）和 CO_2 分压之间的关系。CO_2 分压值为 15 ~ 70mmHg 时，认为该关系是呈线性的[74]。

$$CO = \frac{\Delta VCO_2}{S \times \Delta etCO_2}$$

因为 VCO_2 和 $etCO_2$ 的变化仅反映参与气体交换的血流，所以肺内分流可以影响用 NICO 监护仪估计的 CO 值。为了解释这种影响，监护仪使用测量的血红蛋白（Hb）的外周血氧结合饱和度和根据 Nunn 同分流表测量动脉血气中的动脉氧压张力来估计分流分数[75]。

肺内分流增加和血流动力学不稳定性（其在危重患者中常见）可能改变 NICO 监护仪估计的 CO 的精确度。第一个发表的临床和实验验证研究[76-78]报道了使用热稀释法测量的 CO 与使用 NICO 监护仪测量的 CO 之间存在相对松散的一致性（偏倚 ±1.8L/min）（这与每一种技术与热稀释法比较时的标准观察类似）。因此，这些研究者得出结论，该技术尚不能取代热稀释技术。然而，一些研究对 CO 测量技术与热稀释技术进行了比较，其中热稀释技术包括"快速推注法"与"连续法"[79-81]，对其一致性存在争议，Bland 和 Altman[82]声称，当用于参考的方法本身不是非常精确时，不可能获得良好的相关性。这种一致性限制并不能排除使用 NICO 监护仪测量 CO 的潜在的用途。然而，必须考虑上述应用限制，并且该技术应仅用于最合适的患者。

值得注意的是，如果要使用 NICO 监测器，患者必须处于完全控制的机械通气。此外,动脉血液样本需要测量动脉氧分压(PaO_2)以估计分流量,这某种程度上降低了该技术的无创性。

2.6.4　可溶性惰性气体

基于 Fick 原理使用乙炔再呼吸法测量 CO 仍是主要的方法[83]。由于存在许多误差来源(例如,肺内分流、异常通气 - 灌注比和再循环),限制了其在 ICU 中的应用。

2.7　多普勒方法

2.7.1　方法

通过多普勒效应测量血管中血液的流速(测速)。该技术由探头发射超声波,超声波穿过软组织后传播至待观测的组织中。这些超声波遇到移动的血流,其中红细胞产生超声声能的分布。超声波的一部分反射至超声探头。由于多普勒效应,探头接收的超声波信号的频率与发射信号的频率(F)不同,其差值为 $\Delta F(dF)$。软组织中超声传播速度($C=1540m/s$),红细胞的速度(V), dF, F 及入射角(A)的关系如下:

$$dF = \frac{2F \times V \times \cos A}{C}$$

在后向散射期间,多普勒效应首先出现在探头(固定发射器)和红细胞(移动接收器)之间,然后出现在红细胞(移动发射器)和探头(固定接收器)之间,这可以解释为什么系数是 2。既考虑到通常传输频率为 2 ~ 10MHz,又考虑到人体主要血管的流速,dF 频率通常为 100 ~ 20 000Hz,相当于听觉阈值。定位和识别血管,分析循环状态,增大多普勒频率就足够了。最后,从血管壁的搏动或探头的移动中去除低频,多普勒信号可以由装置过滤。

2.7.2　连续或脉冲多普勒

2.7.2.1　连续多普勒

探头包括两个永久换能器:发射器和接收器。这是一种简单而廉价的技术,具有良好的信噪比。然而,它没有空间分辨率,超声波束沿其路径遇到的所有流动需要考虑到。例如,用连续多普勒波记录目标动脉及其相邻静脉的信号,然后测量最大速度。

2.7.2.2　脉冲多普勒

脉冲多普勒信号允许空间分辨率。可根据血管的走行和获取多普勒信号的区域来选择血管。探头配有一个换能器,交替地充当发射器和接收器。通过以微妙为单位的短脉冲进行传输。传感器在两个连续脉冲(接收窗口)之间以接收模式运行,并从脉冲中保存多普勒信号。接收窗口的调整是调整"测量体积"的边界,相当于调整多普勒信号的接收区域。应用超声测量发射源与血管之间的距离使窗口的调整更为便捷。脉冲多普勒系统"窗口"能够沿多普勒信号线上大量的点进行流速测量,可提高流速剖面。这些设备是动态定位系统或"彩色多普勒"的基础。尽管脉冲多普勒的空间分辨率是其主要优点,但它也有几个缺点:技术复杂,价格昂贵,需要操作者具有一定经验。其信号噪声比与连续多普勒相比较弱,但瞬时声功率较高。

2.7.2.3　血流测量

多普勒通过心脏收缩期表面积随时间 $[s(t)]$ 的变化来评估血流速度,然后根据下面的公式计算瞬时流量:

$$CO = v(t) \times s(t)$$

其中, $v(t)$ 表示血流柱体在时间 t 对应的平均速度(m/s), $s(t)$ 表示血管截面的时间函数(m^2)。当应用于心腔或主动脉,上述公式用于测量研究部分的体积,公式如下:

$$SV = \sum_o^t v(t) \times s(t) \times dt$$

SV 是每搏输出量(I), t 为研究的时间(s)。如果截面(S)是常数,则方程变成:

$$SV = S \sum_o^t v(t) \times dt$$

心脏一次收缩期 $v(t)$ 的积分表示血流速曲线下面积(每搏距离用 cms 表示)。通过平面测量法测量,或用环形方程圆形测量法来测量。那么 CO 公式：

$$CO = HR \times S \sum_{o}^{t} v(t) \times dt$$

要测量 CO, 必须满足以下几个条件：

（1）理想情况下, 流经测量部分的血流必须是层流。

（2）血流应匀速通过。

（3）多普勒发射的入射角必须明确。

（4）测量圆的平均截面很重要, 因为血管和心腔在收缩期和舒张期会发生形变。

2.8　用于测量CO的多普勒方法

2.8.1　超声心动图

经胸多普勒超声心动图可应用于测量二尖瓣和主动脉瓣的血流速度。各种研究表明此方法性能良好[84, 85]。然而, 在人工瓣膜、肺气肿、气胸、慢性阻塞性肺病及在机械通气时, 特别是心胸外科术后, 超声波束会减少。二维经食管超声心动图联合多普勒方法也可测量 CO。也可以通过二尖瓣、主动脉瓣或肺动脉瓣得到 SV, 然后由 SV 来估计 CO[86]。应用双平面探头可将多

普勒声束放在左心室流出道(LVOT)或二尖瓣的正确位置。这样, 该方法估计的 CO 比热稀释法更好[87]。然而, 超声心动图检查设备价格昂贵。另外, 其在重症监护病房的广泛使用, 往往局限于短期内, 特别是在围术期。最后, 超声心动图技术需要一个学习曲线以及获得操作资格。事实上, 据估计, 需要超过 100 例经食管超声心动图检查操作, 方可获得操作者的资格[88]。

2.8.2　胸骨上多普勒

使用胸骨上多普勒可以估计升主动脉或主动脉弓的血流速度[89]。该技术使用连续或脉冲发射换能器。超声探头置于胸骨上切迹。通过寻找最大流速, 可获得速度曲线以便估计 SV。超声束应定向寻找升主动脉或主动脉弓的血流。通过超声或预先设定的列线图来获得主动脉的直径[90]。通过这种技术获得可靠的 CO 测量值, 有必要至少取 5 个面积的平均值, 因为其受呼吸的影响[91]。该技术既方便快捷, 又具有非侵入性的特点, 但仅可用于 5% 的患者。解剖条件(如短脖子)和疾病(如肺气肿、心脏手术后纵隔积气、主动脉瓣病变)使这项技术的临床应用不切实际[92]。此外, 如果没有累及主动脉瓣的病变, 该技术通过测量最大速度以及加速度可提供左心室功能信息[93](图 2.13)。

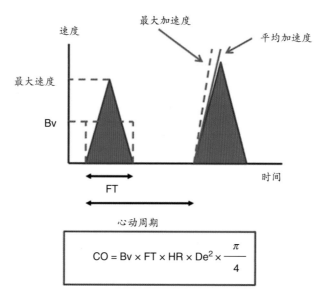

图2.13　多普勒超声测得的血流速度时间曲线和通过胸骨上多普勒计算CO。FT, 射血时间；Bv, 平均血流速度；De, 有效的主动脉直径；HR, 心率；CO, 心输出量。

另外,可以通过分析所获得的曲线的形状来估计前负荷和后负荷。然而,超声心动图技术不能连续测量不同参数。

2.8.3 经气管多普勒

此方法将超声探头放置在气管导管末端来测量升主动脉的直径和血流速度[94, 95]。此技术除了价格高以外(气管导管是一次性的,价格比标准的插管探头高很多),其在 ICU 应用的可靠性有待商榷[95]。虽然 CO 测量的精确性不是最佳的,但操作熟练可提高精确性[96]。

2.8.4 经食管多普勒

该方法将探头置于食管(第 5 肋与第 6 肋之间)测量胸降主动脉血流速度[92]。在确定主动脉直径后,用多普勒法(连续或脉冲)测量血流速度。在食管水平,被研究的血管特性相关的错误来源是最小的。主动脉信号很容易与下腔静脉(IVC)信号区别开[92]。

要可靠地测量主动脉流量,必须满足一些要求[92]。

流量方向与超声束之间的入射角必须正确,并且在整个监测期间必须保持恒定(特别是在机械通气期间)。血流速度的计算公式是利用超声束和研究血管夹角的余弦值。入射角越大,CO 测量错误的概率就会增大。食管多普勒装置必须使用 45°~60° 的入射角,因为食管和主动脉是平行的。5° 误差导致 CO 测量误差超过 10%。

尽管血压和 CO 变化,在收缩期,主动脉表面必须保持不变。如果超声束扫描断面不是位于主动脉中间的切面,通过时间运动(TM)超声心动图所测得主动脉直径会被低估。相反,超声束不完全垂直于主动脉的轴线时,所测得的主动脉直径会被高估。二维超声也存在同样的问题。圆的面积是椭圆的变换曲面。在其他设备中,可以根据患者的年龄、体重、体型和性别来估计主动脉的直径,有时根据 MAP 调整[97]。然而,确定这些参数存在着错误的风险,会错误地估计主动脉流量和 CO。

不管临床情况如何,血流量在降胸主动脉(约 70%)、冠状动脉和颈动脉(约 30%)之间的

流量分布是恒定的(分配因子 K)。因此,流量分布在测量中被认为是恒定的;这一因素应该在主动脉流量测量初就被确定。然而,在主动脉被阻断时,热稀释法测量主动脉血流和 CO 的差异,可用这一因素的改变来解释[98]。

尽管最近有技术改进,经食管多普勒方法测量 CO 与热稀释法相比仍然不够精确[109]。然而,用两种方法测量的 CO 的重要变异往往相关[92, 97, 99]。

多普勒方法测量 CO 结果有许多错误。在重症监护室无法准确评估 CO 值。多普勒超声成像等方法有时用于指导循环衰竭的诊断。然而,尽管经食管超声相比传统超声的学习时间短,所有这些技术的使用仍然高度依赖于操作者。最后,频繁的食管探针重新定位是必要的,患者必须保持完全不动。因此,在 ICU 需要持续监测 CO 的情况下,这些因素使经食管多普勒超声略显简单、不可靠,且重复性差。

2.9 胸部生物阻抗

胸部生物阻抗法 CO 测量是通过施加交变低振幅、高频率的电流,对连续的经胸电阻变化引起的 ITBV 变化进行数学分析。每次收缩 ITBV 脉动增大,由于良好的血液传导性,使得胸阻抗脉搏搏动性降低。用于计算 SV 的几个数学公式如下:

$$SV = r^3 \left(L / Z_0 \right)^2 3t 3 dZ / dt_{max} \quad [100]$$

$$SV = \frac{L^3 \times LVET \times dZ / dt_{max}}{4.25 \times Z_0} \quad [101]$$

其中,r 为血液电阻率(Ω/cm);L 为肋骨长度,即内部电极或列线图之间的距离;Z_0 为初始阻抗;t 或 LVET 为左心室射血时间;dZ/dt_{max} 为收缩期阻抗最大变异,是收缩早期快速射血期的反映(图 2.14)。

胸部在第一模型中被认为是圆柱体[100],而在第二模型中被认为是截锥体[101]。在这两个模型中,射血速度被认为是恒定的。

使用远程放置(如在颈部或胸部)电极(贴片或胶带)时,应用可变交变电流(100Hz 或

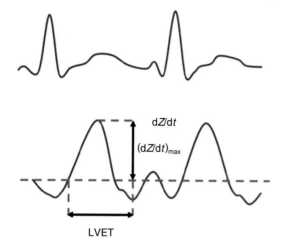

图2.14 胸部阻抗曲线[101]。LVET表示左心室射血时间，$(dZ/dt)_{max}$表示胸阻抗最大变异。

200Hz，2.5 ～ 4.0mA）。然后通过表面电极检测阻抗变化，这些电极距离第一电极有一定距离，以便它们以平行于脊柱的方向产生通过胸部电流。然后记录曲线。心电信号使计算机确定出患者（具有平均的阻抗信号）心脏收缩期的开始。

大多数的研究对该技术同热稀释法进行了比较，临床上提示平均差异和可信度是可以接受的[95, 102, 103]。通过阻抗法测量CO的变化是不可预测的或无法准确预测的[95, 103, 104]。CO测量中的误差取决于方法、患者和环境[105]。接收电极之间的距离不足会高估CO值。电极间距离过大时则低估CO值。患者的体型和重量的误差很可能会引起10% ～ 30%的误差。肥胖、机械通气、肺水肿、胸腔积液及心律失常可造成测量精确度下降[103]。与跨肺热稀释法相比，通过生物电阻抗测量CO在CO较低时通常被高估，在CO较高时通常被低估。

总之，虽然生物阻抗在稳定生理条件下很有意义，但不适用于血流动力学不稳定的ICU患者[106, 107]。

2.10   测量CO的其他方法

有许多其他测量CO的方法。然而，一些方法在临床实践中不常用，另一些方法还有待研发。

2.10.1   根据流量模型的方法

CO是利用所谓 Modelflow 方法推导出的（三元 Windkessel 模型模拟）。关于设备的验证，已发表的数据非常有限[108]。

总结本段有关CO的测量，我们强调，在一些研究中，使用肺动脉导管不仅无效，而且有时有潜在危害[109]。这个概念，再加上新兴可用的、微创CO监测装置，大大减少了肺动脉导管的使用[110]。今天，一些设备用不同方法来测量或估计CO。然而，值得注意的是，每个设备都有固有的局限性，没有CO监测设备可以改善患者预后，除非这项监测与可改善患者的预后的干预措施联合使用。因此，血流动力学优化的概念越来越多地被人们所认知，它已成为危重患者管理的基石。血流动力学优化能改善围术期[111]和ICU患者[112]的预后。当选择一个床边CO监测设备，必须考虑各种因素。习惯性因素可能在很大程度上限制了可用设备的选择，重要的设备相关因素可能会限制应用范围。此外，患者的具体情况可能会决定使用侵入性或微创或非侵入性装置。

考虑到不同的CO监测技术的特点和典型的局限性，很明显，没有一个单一的设备可以满足所有的临床要求。因此，基于设备的无创特性和可获得的额外血流动力学变量，对于一个典型患者的临床路径，从监测总体概念考虑应用不同的设备（图 2.15）。生物电抗可用于病房或急救部门初步评估CO，以便初步明确诊断。其使用范围可扩大到围术期和重症监护病房。为了估计患者CO，部分CO_2重复吸入需要气管插管和机械通气，但可能更多会用在急救医疗救护车内。无标定脉冲压力分析装置在围术期可作为首选，因为它们提供功能性血流动力学变量的趋势，从而使血流动力学得到综合管理。与此相反，在ICU，当出现术后并发症或血流动力学不稳定时，校准的设备可能是必需的。增加设备精确度或容量变量对于改善ICU患者管理也是有必要的。在所有微创心脏输出监测装置存在影响精确度的因素时，或肺动脉压监测或右心衰竭需要监测时，为了患者的具体治疗，植入PAC可能是必要的[113]。

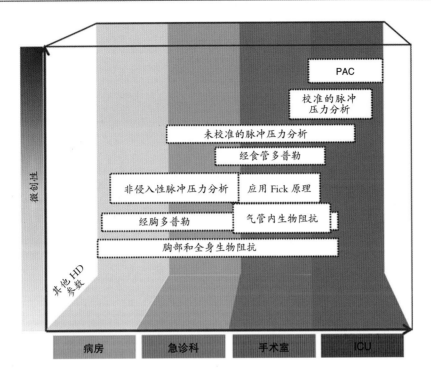

图2.15　CO设备应用的综合概念。HD，血流动力学；ICU，重症监护室；PAC，肺动脉导管。（Adapted from Al-hashemi et al.[113]）

　　总结一下 CO 测量这一章节。如今，用于危重患者连续性 CO 测量的各种设备都是可购买的。虽然这些设备的出现并不完全阻止 PAC 使用，但确实越来越多地限制了 PAC 使用。各种因素（机构、设备相关的和具体患者）影响 CO 监测设备的选择，临床医师必须了解这些设备的基本原则和固有的局限性。这些技术的选择可以根据危重患者的情况进行综合考虑。

（李涛　李雯　译　李喜元　王成　校）

参考文献

1. Harvey S, Young D, Brampton W, Cooper AB, Doig G, Sibbald W et al (2006) Pulmonary artery catheters for adult patients in intensive care. Cochrane Database Syst Rev (3):CD003408. [Meta-Analysis Review]
2. Shah MR, Hasselblad V, Stevenson LW, Binanay C, O'Connor CM, Sopko G et al (2005) Impact of the pulmonary artery catheter in critically ill patients: meta-analysis of randomized clinical trials. JAMA J Am Med Assoc 294(13):1664–1670
3. Jansen JR (1995) The thermodilution method for the clinical assessment of cardiac output. Intensive Care Med 21(8):691–697
4. Rubini A, Del Monte D, Catena V, Attar I, Cesaro M, Soranzo D et al (1995) Cardiac output measurement by the thermodilution method: an in vitro test of accuracy of three commercially available automatic cardiac output computers. Intensive Care Med 21(2):154–158
5. Levett JM, Replogle RL (1979) Thermodilution cardiac output: a critical analysis and review of the literature. J Surg Res 27(6):392–404
6. Stetz CW, Miller RG, Kelly GE, Raffin TA (1982) Reliability of the thermodilution method in the determination of cardiac output in clinical practice. Am Rev Respir Dis 126(6):1001–1004
7. Renner LE, Morton MJ, Sakuma GY (1993) Indicator amount, temperature, and intrinsic cardiac output affect thermodilution cardiac output accuracy and reproducibility. Crit Care Med 21(4):586–597, Research Support, Non-U.S. Gov't Research Support, U.S. Gov't, P.H.S
8. Latson TW, Whitten CW, O'Flaherty D (1993) Ventilation, thermal noise, and errors in cardiac output measurements after cardiopulmonary bypass. Anesthesiology 79(6):1233–1243
9. Synder JV, Powner DJ (1982) Effects of mechanical ventilation on the measurement of cardiac output by thermodilution. Crit Care Med 10(10):677–682
10. Jansen JR, Schreuder JJ, Settels JJ, Kloek JJ, Versprille A (1990) An adequate strategy for the thermodilution technique in patients during mechanical ventilation. Intensive Care Med 16(7):422–425
11. Assmann R, Heidelmeyer CF, Trampisch HJ, Mottaghy K, Versprille A, Sandmann W et al (1991) Right ventricular function assessed by thermodilu-

tion technique during apnea and mechanical ventilation. Crit Care Med 19(6):810–817

12. Sasse SA, Chen PA, Berry RB, Sassoon CS, Mahutte CK (1994) Variability of cardiac output over time in medical intensive care unit patients. Crit Care Med 22(2):225–232

13. Yelderman M (1990) Continuous measurement of cardiac output with the use of stochastic system identification techniques. J Clin Monit 6(4):322–332

14. Bizouarn P, Blanloeil Y, Pinaud M (1994) Comparison of cardiac output measured continuously by thermodilution and calculated according to Fick's principle. Ann Fr Anesth Reanim 13(5): 685–689 [Comparative Study]

15. Boldt J, Menges T, Wollbruck M, Hammermann H, Hempelmann G (1994) Is continuous cardiac output measurement using thermodilution reliable in the critically ill patient? Crit Care Med 22(12):1913–1918

16. Haller M, Zollner C, Briegel J, Forst H (1995) Evaluation of a new continuous thermodilution cardiac output monitor in critically ill patients: a prospective criterion standard study. Crit Care Med 23(5):860–866

17. Jakobsen CJ, Melsen NC, Andresen EB (1995) Continuous cardiac output measurements in the perioperative period. Acta Anaesthesiol Scand 39(4):485–488

18. Lefrant JY, Bruelle P, Ripart J, Ibanez F, Aya G, Peray P et al (1995) Cardiac output measurement in critically ill patients: comparison of continuous and conventional thermodilution techniques. Can J Anaesth J Can Anaesth 42(11):972–976

19. Mihaljevic T, von Segesser LK, Tonz M, Leskosek B, Seifert B, Jenni R et al (1995) Continuous versus bolus thermodilution cardiac output measurements – a comparative study. Crit Care Med 23(5):944–949 [Comparative Study]

20. Bendjelid K, Schutz N, Suter PM, Romand JA (2006) Continuous cardiac output monitoring after cardiopulmonary bypass: a comparison with bolus thermodilution measurement. Intensive Care Med 32(6):919–922 [Comparative Study]

21. Nelson LD (1996) The new pulmonary arterial catheters. Right ventricular ejection fraction and continuous cardiac output. Crit Care Clin 12(4):795–818

22. Haddad F, Couture P, Tousignant C, Denault AY (2009) The right ventricle in cardiac surgery, a perioperative perspective: I. Anatomy, physiology, and assessment. Anesth Analg 108(2):407–421

23. Diebel LN, Wilson RF, Tagett MG, Kline RA (1992) End-diastolic volume. A better indicator of preload in the critically ill. Arch Surg 127(7):817–821; discussion 21–22

24. Goedje O, Hoeke K, Lichtwarck-Aschoff M, Faltchauser A, Lamm P, Reichart B (1999) Continuous cardiac output by femoral arterial thermodilution calibrated pulse contour analysis: comparison with pulmonary arterial thermodilution. Crit Care Med 27(11):2407–2412 [Comparative Study]

25. Goedje O, Peyerl M, Seebauer T, Dewald O, Reichart B (1998) Reproducibility of double indicator dilution measurements of intrathoracic blood volume compartments, extravascular lung water, and

26. Goedje O, Seebauer T, Peyerl M, Pfeiffer UJ, Reichart B (2000) Hemodynamic monitoring by double-indicator dilution technique in patients after orthotopic heart transplantation. Chest 118(3):775–781 [Comparative Study]

27. Sakka SG, Reinhart K, Meier-Hellmann A (1999) Comparison of pulmonary artery and arterial thermodilution cardiac output in critically ill patients. Intensive Care Med 25(8):843–846 [Clinical Trial Comparative Study]

28. Tibby SM, Hatherill M, Marsh MJ, Morrison G, Anderson D, Murdoch IA (1997) Clinical validation of cardiac output measurements using femoral artery thermodilution with direct Fick in ventilated children and infants. Intensive Care Med 23(9):987–991 [Comparative Study]

29. Pauli C, Fakler U, Genz T, Hennig M, Lorenz HP, Hess J (2002) Cardiac output determination in children: equivalence of the transpulmonary thermodilution method to the direct Fick principle. Intensive Care Med 28(7):947–952

30. Meier P, Zierler KL (1954) On the theory of the indicator-dilution method for measurement of blood flow and volume. J Appl Physiol 6(12):731–744

31. Newman EV, Merrell M, Genecin A, Monge C, Milnor WR, Mc KW (1951) The dye dilution method for describing the central circulation. An analysis of factors shaping the time-concentration curves. Circulation 4(5):735–746

32. Sakka SG, Ruhl CC, Pfeiffer UJ, Beale R, McLuckie A, Reinhart K et al (2000) Assessment of cardiac preload and extravascular lung water by single transpulmonary thermodilution. Intensive Care Med 26(2):180–187

33. Hofer CK, Furrer L, Matter-Ensner S, Maloigne M, Klaghofer R, Genoni M et al (2005) Volumetric preload measurement by thermodilution: a comparison with transoesophageal echocardiography. Br J Anaesth 94(6):748–755

34. Michard F, Alaya S, Zarka V, Bahloul M, Richard C, Teboul JL (2003) Global end-diastolic volume as an indicator of cardiac preload in patients with septic shock. Chest 124(5):1900–1908

35. Michard F, Schachtrupp A, Toens C (2005) Factors influencing the estimation of extravascular lung water by transpulmonary thermodilution in critically ill patients. Crit Care Med 33(6):1243–1247

36. Nirmalan M, Willard TM, Edwards DJ, Little RA, Dark PM (2005) Estimation of errors in determining intrathoracic blood volume using the single transpulmonary thermal dilution technique in hypovolemic shock. Anesthesiology 103(4):805–812

37. Reuter DA, Felbinger TW, Moerstedt K, Weis F, Schmidt C, Kilger E et al (2002) Intrathoracic blood volume index measured by thermodilution for preload monitoring after cardiac surgery. J Cardiothorac Vasc Anesth 16(2):191–195

38. Wiesenack C, Prasser C, Keyl C, Rodig G (2001) Assessment of intrathoracic blood volume as an indicator of cardiac preload: single transpulmonary thermodilution technique versus assessment of pressure preload parameters derived from a pulmonary artery catheter. J Cardiothorac Vasc Anesth 15(5):584–588

liver function. Chest 113(4):1070–1077

39. Katzenelson R, Perel A, Berkenstadt H, Preisman S, Kogan S, Sternik L et al (2004) Accuracy of transpulmonary thermodilution versus gravimetric measurement of extravascular lung water. Crit Care Med 32(7):1550–1554

40. Kirov MY, Kuzkov VV, Kuklin VN, Waerhaug K, Bjertnaes LJ (2004) Extravascular lung water assessed by transpulmonary single thermodilution and postmortem gravimetry in sheep. Crit Care 8(6):R451–R458

41. Sakka SG, Klein M, Reinhart K, Meier-Hellmann A (2002) Prognostic value of extravascular lung water in critically ill patients. Chest 122(6):2080–2086

42. Ware LB, Matthay MA (2005) Clinical practice. Acute pulmonary edema. N Engl J Med 353(26):2788–2796

43. Richard C, Teboul JL (2005) Weaning failure from cardiovascular origin. Intensive Care Med 31(12):1605–1607

44. Lemaire F, Teboul JL, Cinotti L, Giotto G, Abrouk F, Steg G et al (1988) Acute left ventricular dysfunction during unsuccessful weaning from mechanical ventilation. Anesthesiology 69(2):171–179

45. Kuzkov VV, Kirov MY, Sovershaev MA, Kuklin VN, Suborov EV, Waerhaug K et al (2006) Extravascular lung water determined with single transpulmonary thermodilution correlates with the severity of sepsis-induced acute lung injury. Crit Care Med 34(6):1647–1653 [Comparative Study Research Support, Non-U.S. Gov't]

46. Monnet X, Anguel N, Osman D, Hamzaoui O, Richard C, Teboul JL (2007) Assessing pulmonary permeability by transpulmonary thermodilution allows differentiation of hydrostatic pulmonary edema from ALI/ARDS. Intensive Care Med 33(3):448–453

47. Giraud R, Siegenthaler N, Park C, Beutler S, Bendjelid K (2010) Transpulmonary thermodilution curves for detection of shunt. Intensive Care Med 36(6):1083–1086

48. Martin GS, Eaton S, Mealer M, Moss M (2005) Extravascular lung water in patients with severe sepsis: a prospective cohort study. Crit Care 9(2):R74–R82 [Comparative Study Research Support, N.I.H., Extramural Research Support, Non-U.S. Gov't Research Support, U.S. Gov't, P.H.S.]

49. Robotham JL, Takata M, Berman M, Harasawa Y (1991) Ejection fraction revisited. Anesthesiology 74(1):172–183

50. Combes A, Berneau JB, Luyt CE, Trouillet JL (2004) Estimation of left ventricular systolic function by single transpulmonary thermodilution. Intensive Care Med 30(7):1377–1383

51. Jabot J, Monnet X, Bouchra L, Chemla D, Richard C, Teboul JL (2009) Cardiac function index provided by transpulmonary thermodilution behaves as an indicator of left ventricular systolic function. Crit Care Med 37(11):2913–2918

52. Berkenstadt H, Margalit N, Hadani M, Friedman Z, Segal E, Villa Y et al (2001) Stroke volume variation as a predictor of fluid responsiveness in patients undergoing brain surgery. Anesth Analg 92(4):984–989

53. Reuter DA, Felbinger TW, Schmidt C, Kilger E, Goedje O, Lamm P et al (2002) Stroke volume variations for assessment of cardiac responsiveness to volume loading in mechanically ventilated patients after cardiac surgery. Intensive Care Med 28(4):392–398

54. Linton R, Band D, O'Brien T, Jonas M, Leach R (1997) Lithium dilution cardiac output measurement: a comparison with thermodilution. Crit Care Med 25(11):1796–1800

55. Linton NW, Linton RA (2001) Estimation of changes in cardiac output from the arterial blood pressure waveform in the upper limb. Br J Anaesth 86(4):486–496

56. Zollner C, Haller M, Weis M, Morstedt K, Lamm P, Kilger E et al (2000) Beat-to-beat measurement of cardiac output by intravascular pulse contour analysis: a prospective criterion standard study in patients after cardiac surgery. J Cardiothorac Vasc Anesth 14(2):125–129

57. Berberian G, Quinn TA, Vigilance DW, Park DY, Cabreriza SE, Curtis LJ et al (2005) Validation study of PulseCO system for continuous cardiac output measurement. ASAIO J 51(1):37–40

58. Giraud R, Siegenthaler N, Bendjelid K (2011) Pulse pressure variation, stroke volume variation and dynamic arterial elastance. Crit Care 15(2):414

59. Desebbe O, Henaine R, Keller G, Koffel C, Garcia H, Rosamel P et al (2013) Ability of the third-generation FloTrac/Vigileo software to track changes in cardiac output in cardiac surgery patients: a polar plot approach. J Cardiothorac Vasc Anesth 27(6):1122–1127

60. Suehiro K, Tanaka K, Funao T, Matsuura T, Mori T, Nishikawa K (2013) Systemic vascular resistance has an impact on the reliability of the Vigileo-FloTrac system in measuring cardiac output and tracking cardiac output changes. Br J Anaesth 111(2):170–177 [Research Support, Non-U.S. Gov't]

61. Peyton PJ, Chong SW (2010) Minimally invasive measurement of cardiac output during surgery and critical care: a meta-analysis of accuracy and precision. Anesthesiology 113(5):1220–1235

62. Palmers PJ, Vidts W, Ameloot K, Cordemans C, Van Regenmortel N, De Laet I et al (2012) Assessment of three minimally invasive continuous cardiac output measurement methods in critically ill patients and a review of the literature. Anaesthesiol Intensiv Ther 44(4):188–199

63. Schloglhofer T, Gilly H, Schima H (2014) Semi-invasive measurement of cardiac output based on pulse contour: a review and analysis. Can J Anaesth J Can Anaesth 61(5):452–479

64. Linton RA, Band DM, Haire KM (1993) A new method of measuring cardiac output in man using lithium dilution. Br J Anaesth 71(2):262–266

65. Taylor SH (1966) Measurement of the cardiac output in man. Proc R Soc Med 59(Suppl):35–53

66. Mahutte CK, Jaffe MB, Chen PA, Sasse SA, Wong DH, Sassoon CS (1994) Oxygen Fick and modified carbon dioxide Fick cardiac outputs. Crit Care Med 22(1):86–95

67. Keinanen O, Takala J, Kari A (1992) Continuous measurement of cardiac output by the Fick principle: clinical validation in intensive care. Crit Care Med

20(3):360–365 [Comparative Study]

68. Ultman JS, Bursztein S (1981) Analysis of error in the determination of respiratory gas exchange at varying FIO2. J Appl Physiol Respir Environ Exerc Physiol 50(1):210–216

69. Takala J, Keinanen O, Vaisanen P, Kari A (1989) Measurement of gas exchange in intensive care: laboratory and clinical validation of a new device. Crit Care Med 17(10):1041–1047

70. Bizouarn P, Blanloeil Y, Pinaud M (1995) Comparison between oxygen consumption calculated by Fick's principle using a continuous thermodilution technique and measured by indirect calorimetry. Br J Anaesth 75(6):719–723 [Clinical Trial Comparative Study Controlled Clinical Trial Research Support, Non-U.S. Gov't]

71. Carpenter JP, Nair S, Staw I (1985) Cardiac output determination: thermodilution versus a new computerized Fick method. Crit Care Med 13(7):576–579

72. Mahutte CK, Jaffe MB, Sassoon CS, Wong DH (1991) Cardiac output from carbon dioxide production and arterial and venous oximetry. Crit Care Med 19(10):1270–1277

73. Quinn TJ, Weissman C, Kemper M (1991) Continual trending of Fick variables in the critically ill patient. Chest 99(3):703–707

74. McHardy GJ (1967) The relationship between the differences in pressure and content of carbon dioxide in arterial and venous blood. Clin Sci 32(2): 299–309

75. Benatar SR, Hewlett AM, Nunn JF (1973) The use of iso-shunt lines for control of oxygen therapy. Br J Anaesth 45(7):711–718

76. van Heerden PV, Baker S, Lim SI, Weidman C, Bulsara M (2000) Clinical evaluation of the non-invasive cardiac output (NICO) monitor in the intensive care unit. Anaesth Intensive Care 28(4):427–430 [Comparative Study Evaluation Studies]

77. Nilsson LB, Eldrup N, Berthelsen PG (2001) Lack of agreement between thermodilution and carbon dioxide-rebreathing cardiac output. Acta Anaesthesiol Scand 45(6):680–685

78. Maxwell RA, Gibson JB, Slade JB, Fabian TC, Proctor KG (2001) Noninvasive cardiac output by partial CO2 rebreathing after severe chest trauma. J Trauma 51(5):849–853

79. Valtier B, Cholley BP, Belot JP, de la Coussaye JE, Mateo J, Payen DM (1998) Noninvasive monitoring of cardiac output in critically ill patients using transesophageal Doppler. Am J Respir Crit Care Med 158(1):77–83

80. Monchi M, Thebert D, Cariou A, Bellenfant F, Joly LM, Brunet F et al (1998) Clinical evaluation of the Abbott Qvue-OptiQ continuous cardiac output system in critically ill medical patients. J Crit Care 13(2):91–95

81. Burchell SA, Yu M, Takiguchi SA, Ohta RM, Myers SA (1997) Evaluation of a continuous cardiac output and mixed venous oxygen saturation catheter in critically ill surgical patients. Crit Care Med 25(3):388–391

82. Bland JM, Altman DG (1986) Statistical methods for assessing agreement between two methods of clinical measurement. Lancet 1(8476):307–310

83. Hsia CC, Herazo LF, Ramanathan M, Johnson RL

Jr (1995) Cardiac output during exercise measured by acetylene rebreathing, thermodilution, and Fick techniques. J Appl Physiol (1985) 78(4):1612–1616

84. Dubin J, Wallerson DC, Cody RJ, Devereux RB (1990) Comparative accuracy of Doppler echocardiographic methods for clinical stroke volume determination. Am Heart J 120(1):116–123

85. Miller WE, Richards KL, Crawford MH (1990) Accuracy of mitral Doppler echocardiographic cardiac output determinations in adults. Am Heart J 119(4):905–910

86. Darmon PL, Hillel Z, Mogtader A, Mindich B, Thys D (1994) Cardiac output by transesophageal echocardiography using continuous-wave Doppler across the aortic valve. Anesthesiology 80(4):796–805; discussion 25A

87. Descorps-Declere A, Smail N, Vigue B, Duranteau J, Mimoz O, Edouard A et al (1996) Transgastric, pulsed Doppler echocardiographic determination of cardiac output. Intensive Care Med 22(1):34–38

88. Cahalan MK, Foster E (1995) Training in transesophageal echocardiography: in the lab or on the job? Anesth Analg 81(2):217–218

89. Angelsen BA, Brubakk AO (1976) Transcutaneous measurement of blood flow velocity in the human aorta. Cardiovasc Res 10(3):368–379

90. Huntsman LL, Stewart DK, Barnes SR, Franklin SB, Colocousis JS, Hessel EA (1983) Noninvasive Doppler determination of cardiac output in man. Clinical validation. Circulation 67(3):593–602

91. Kristensen BO, Goldberg SJ (1987) Number of cardiac cycles required to accurately determine mean velocity of blood flow in the ascending aorta and pulmonary trunk. Am J Cardiol 60(8):746–747

92. Singer M (1993) Esophageal Doppler monitoring of aortic blood flow: beat-by-beat cardiac output monitoring. Int Anesthesiol Clin 31(3):99–125

93. Mehta N, Bennett DE (1986) Impaired left ventricular function in acute myocardial infarction assessed by Doppler measurement of ascending aortic blood velocity and maximum acceleration. Am J Cardiol 57(13):1052–1058

94. Abrams JH, Weber RE, Holmen KD (1989) Transtracheal Doppler: a new procedure for continuous cardiac output measurement. Anesthesiology 70(1):134–138

95. Siegel LC, Shafer SL, Martinez GM, Ream AK, Scott JC (1988) Simultaneous measurements of cardiac output by thermodilution, esophageal Doppler, and electrical impedance in anesthetized patients. J Cardiothorac Anesth 2(5):590–595

96. Perrino AC Jr, O'Connor T, Luther M (1994) Transtracheal Doppler cardiac output monitoring: comparison to thermodilution during noncardiac surgery. Anesth Analg 78(6):1060–1066

97. Schmid ER, Spahn DR, Tornic M (1993) Reliability of a new generation transesophageal Doppler device for cardiac output monitoring. Anesth Analg 77(5):971–979

98. Klotz KF, Klingsiek S, Singer M, Wenk H, Eleftheriadis S, Kuppe H et al (1995) Continuous measurement of cardiac output during aortic cross-clamping by the oesophageal Doppler monitor ODM 1. Br J Anaesth 74(6):655–660

99. Spahn DR, Schmid ER, Tornic M, Jenni R, von Segesser L, Turina M et al (1990) Noninvasive versus invasive assessment of cardiac output after cardiac surgery: clinical validation. J Cardiothorac Anesth 4(1):46–59

100. Kubicek WG, Karnegis JN, Patterson RP, Witsoe DA, Mattson RH (1966) Development and evaluation of an impedance cardiac output system. Aerosp Med 37(12):1208–1212

101. Bernstein DP (1986) A new stroke volume equation for thoracic electrical bioimpedance: theory and rationale. Crit Care Med 14(10):904–909

102. Atallah MM, Demain AD (1995) Cardiac output measurement: lack of agreement between thermodilution and thoracic electric bioimpedance in two clinical settings. J Clin Anesth 7(3):182–185 [Comparative Study]

103. Doering L, Lum E, Dracup K, Friedman A (1995) Predictors of between-method differences in cardiac output measurement using thoracic electrical bioimpedance and thermodilution. Crit Care Med 23(10):1667–1673

104. Schoemaker RG, Smits JF (1990) Systolic time intervals as indicators for cardiac function in rat models for heart failure. Eur Heart J 11(Suppl I):114–123 [Research Support, Non-U.S. Gov't]

105. Castor G, Klocke RK, Stoll M, Helms J, Niedermark I (1994) Simultaneous measurement of cardiac output by thermodilution, thoracic electrical bioimpedance and Doppler ultrasound. Br J Anaesth 72(1):133–138 [Comparative Study]

106. Donovan KD, Dobb GJ, Woods WP, Hockings BE (1986) Comparison of transthoracic electrical impedance and thermodilution methods for measuring cardiac output. Crit Care Med 14(12):1038–1044

107. Thomas AN, Ryan J, Doran BR, Pollard BJ (1991) Bioimpedance versus thermodilution cardiac output measurement: the Bomed NCCOM3 after coronary bypass surgery. Intensive Care Med 17(7):383–386

108. Stover JF, Stocker R, Lenherr R, Neff TA, Cottini SR, Zoller B et al (2009) Noninvasive cardiac output and blood pressure monitoring cannot replace an invasive monitoring system in critically ill patients. BMC Anesthesiol 9:6

109. Connors AF Jr, Speroff T, Dawson NV, Thomas C, Harrell FE Jr, Wagner D et al (1996) The effectiveness of right heart catheterization in the initial care of critically ill patients. SUPPORT Investigators. JAMA J Am Med Assoc 276(11):889–897

110. Harvey S, Stevens K, Harrison D, Young D, Brampton W, McCabe C et al (2006) An evaluation of the clinical and cost-effectiveness of pulmonary artery catheters in patient management in intensive care: a systematic review and a randomised controlled trial. Health Technol Assess 10(29):iii–iv, ix–xi, 1–133

111. Lees N, Hamilton M, Rhodes A (2009) Clinical review: goal-directed therapy in high risk surgical patients. Crit Care 13(5):231

112. Funk D, Sebat F, Kumar A (2009) A systems approach to the early recognition and rapid administration of best practice therapy in sepsis and septic shock. Curr Opin Crit Care 15(4):301–307

113. Alhashemi JA, Cecconi M, Hofer CK (2011) Cardiac output monitoring: an integrative perspective. Crit Care 15(2):214

第3章 血流动力学监测技术

3.1 肺动脉导管测量肺动脉阻塞压

3.1.1 原理

肺动脉压(PAP)是指在 Swan-Ganz 导管末端测得的压力。当位于大口径肺动脉内的导管远端气囊充气时,肺动脉血流暂时被阻断,气囊远端的肺动脉压下降,测得的压力即为 PAOP(图 3.1)。气囊阻塞的全部肺血管段内压力相等,该段在肺静脉段中表现为开放的下游静态血柱。就此而言,PAOP 能反映肺静脉压。由于气囊阻塞的动脉管径相对较大,因此 PAOP 相当于同样管径的肺静脉压。肺静脉段流入左心房(LA)的阻力被认为是低的,因此 PAOP 很好地反映了左心房压力,并且,在没有二尖瓣狭窄的情况下,PAOP 也可以反映左心室舒张压。值得注意的是,PAOP 并不等同于肺动脉楔压。肺动脉楔压是指气囊未充气状态阻塞直径较小的肺血管而测得的压力。因此,肺动脉楔压反映的是阻塞下游区域的肺静脉压,并且其大于 PAOP。然而,肺毛细血管压(Pcap)不能直接测得,只能通过气囊扩张的衰减曲线或 Gaar 公式进行估算,公式如下:

$$Pcap = PAOP + 0.4 \times (PAP_{平均} - PAOP)$$

但只有当肺静脉阻力均匀分布时,这个公式才具有相关性。即使 Pcap 能够可靠地反映肺水肿风险,由于难以测量,因此其在临床实践中很少使用。

3.1.2 测量的有效性

血管内压力测量必须非常细致。测量的基线水平是右心房水平,即腋中线与第 4 肋间交

点水平。肺动脉导管必须适当调零以获得准确的读数。零参考水平的选择将极大地影响肺动脉压读数和肺动脉高压(PAH)分级。胸廓直径的 1/3 能够最好地代表右心房,而胸廓的中线水平能够最好地代表左心房[1]。调零和定位应该在患者卧位时同时完成。然而,这代表了两个不同的过程:调零包括开放测量系统与空气相通,将大气压设定为零;定位(或调节水平)是通过将导管或传感器的气 - 液平面放置在特定点来实现,以抵消导管和液柱重量的影响[2]。可以通过内嵌的旋塞阀或位于传感器顶部的旋塞阀将气 - 液平面放置在"静脉力学水平"(即参考零点)来进行定位。这个点通常为穿过胸壁前后平面正中的额状面与第 4 肋间隙和胸骨缘交点的横切面的交叉点。值得注意的是,这种"静脉力学水平"随着患者位置的变化而发生改变[3]。无论患者在病床上的位置如何改变(坐位或者仰卧位),这个水平保持不变,但是必须保证患者没有向单侧旋转。此外,当患者处于俯卧位时,通常难以进行测量。

呼吸时血管内压力随之变化。在正常的自主通气时,肺泡内压力(相对于大气压)吸气期降低,呼气期增大。与正压通气时的变化正好相反:肺泡内压力吸气期增大,呼气期降低。胸膜腔压力的变化传递到心脏结构,并且通过吸气期和呼气期肺动脉和 PAOP 的测量反映出来。

无论患者处于何种通气模式,呼气末期的胸膜腔和胸腔内压力都等于大气压力。因此,真正的跨壁压和 PAOP 都应该在这时测量。两心室静脉侧的跨壁压称为充盈压,结合血流量,可作为描述心室功能的变量。胸内压在临床实践中通常不易获得。因此,通常使用由跨壁压、胸膜腔内压以及选择的零水平决定的绝对压力作为替代。

在健康患者和可以自主呼吸的患者中,通气对血管内压力的影响相对来说并不显著。然

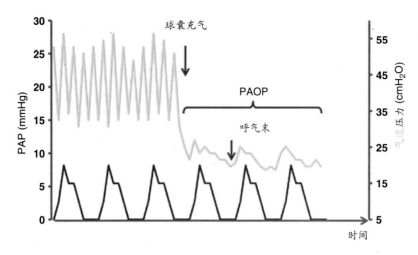

图3.1　接受正压机械通气患者通过肺动脉导管进行PAOP测量(红色曲线为气道压力曲线)。

而，这些影响在患有呼吸困难的患者或患者处于正压机械通气时会更加显著。因此，必须在呼气末测量血管内压力。此时，胸腔内压力更接近大气压。然而，如果辅助呼吸肌参与呼气过程，则有必要对患者进行镇静或者肌松治疗，或在呼气开始时即进行测量记录。血管内压力可能会被高估，尤其是当进行 PEEP 通气或存在内源性 PEEP 的情况下。在这些情况下，呼气末胸膜腔内压超过大气压。PEEP 值不能简单地从 PAOP 中直接减去。肺泡压力传递到血管内压力既不是线性的也不是整体的。肺脏的病理性改变可能影响传播系数，例如，肺顺应性的降低会使传播减弱。然而，仍有各种方法可以减小 PEEP 对血管内压力的影响，例如，当测量 PAOP 时，断开患者的呼吸机管道，消除了 PEEP 的影响。然而，由于会导致静脉回流增加，这种方法并不能令人满意。脱机状态下测量的 PAOP 与正压通气下的测量结果并不相符。另一种方法包括使气囊充气，然后将呼吸机与患者断开连接。断开呼吸机最开始的 3 ~ 4s，机械通气患者的 PAOP 测量值会随着 PAOP 最低值(最低点 PAOP)的下降相应下降。断开后采取的早期测量克服了静脉回流。然而，断开呼吸机管道可能会导致肺泡不能复张，尤其对于 ARDS 患者，并且如果患者存在内源性 PEEP，则断开呼吸机管道并不能解决问题。

另有其他作者基于 PAOP 的呼吸波动与肺泡压(Palv)的呼吸变化成比例的事实提出一种技术 [6]。然后可以用吸气与呼气 PAOP 之差除

以跨肺压来计算出相应的传输速率。这个传输系数可以估计血管内肺泡压力传递的多少。然后可以根据以下公式校正 PAOP：

$$PAOP_{校正}$$
$$= \frac{PAOP_{呼气末} - \left[PEEP_{总} \times \left(PAOP_{吸气} - PAOP_{呼气末} \right) \right]}{平台压 - PEEP_{总}}$$

使用该公式，可以在不断开呼吸机并测量内源性 PEEP 的情况下测量 PAOP(图 3.2)。

3.1.3　肺动脉导管在肺动脉中的位置

肺动脉导管尖端相对于肺部区域的位置可能影响正常情况下或应用 PEEP 期间 PAOP 测量的有效性。肺部区域通过输入压力(PAP)、输出压力(肺静脉压力，PlP)和周围肺泡压(PalvP)之间的关系来确定 [7](图 3.3)。

区域Ⅰ：PAP < PalvP > PvP。由于肺毛细血管床萎陷，血液不流动。Swan-Ganz 导管由血流引导，尖端通常不向肺部移动。PAOP 值不准确。

区域Ⅱ：PAP > PalvP > PvP。由于血压大于肺泡压，血液流动。在某些特定条件下，导管尖端可以放置在区域Ⅱ。PAOP 测量可能不准确。

区域Ⅲ：PAP > PalvP < PvP。毛细血管开放，血液流动。导管的尖端通常位于左心房的水平面以下，其定位可以通过胸部侧位 X 线片检查。可准确测量 PAOP。

由于漂浮导管遵循最大血流移动，在大多数情况下，导管的远端部分必须位于对应于区域Ⅲ的肺区中。当患者仰卧位时，导管位于患

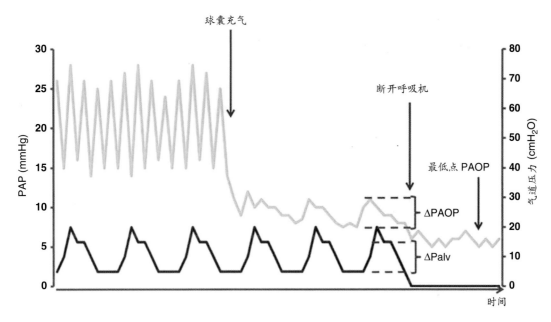

图3.2　肺通气期间存在PEEP或内源性PEEP时PAOP的测量。当断开呼吸机管道时, 可以测量"最低点PAOP"并计算肺泡压力的传输[6]。ΔPalv表示平台压力:PEEP, 而ΔPAOP是吸气峰值PAOP与呼气末PAOP的差值。

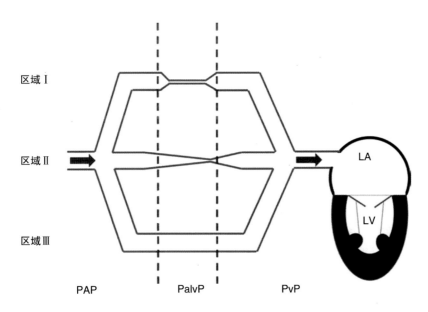

图3.3　JB West肺区示意图及区域Ⅰ、Ⅱ、Ⅲ与PAP、PalvP和PvP之间的关系。LA为左心房, LV为左心室。

者后背部,由于导管朝向右肺动脉的自然弯曲, 通常位于右侧。在胸片上, 导管尖端应位于平片上的 LA 处或其下方。在区域Ⅱ或Ⅰ中进行的 PAOP 测量将在吸气期(区域Ⅱ)或永久(区域Ⅰ)期间测量 PalvP。

　　肺通气(无论是自发的还是受控制的)在呼气末时的胸内和胸外压力都会达到平衡, 必须在此时进行测量。例如, 在机械通气的吸气期, 导管区域由区域Ⅲ迁移到区域Ⅱ。增加 PEEP, 肺泡内压力增加。通过这种现象, 大部分肺位于区域Ⅱ中, 诱导 PAOP 和左心房压(LAP)之间的随机关系。当 PEEP > 10cmH₂O(1cmH₂O=10mmHg)时, 这一点尤为明显。低血容量引起 PvP 降低, 并导致区域Ⅱ出现肺部通道(图 3.4)。

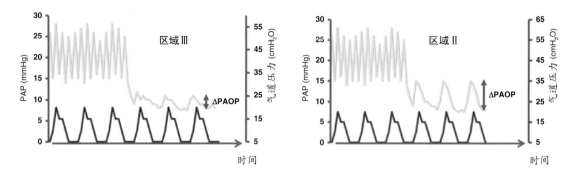

图3.4　West 区域 Ⅲ（ΔPAOP反映肺静脉压）与区域 Ⅱ（ΔPAOP反映肺泡压力）之间PAOP测量的差异表明肺动脉导管尖端的位置不正确。

肺顺应性正常的情况下，当引入 PEEP 时，可识别到导管定位在区域 Ⅲ 外部；PAOP 增大超过 PEEP 值的 50%，并且不再对应于左心室舒张末期压力（LVEDP）。然后可以通过比较 PAOP 吸气上升程度（Δinsp）与 PAP 呼吸变化的比值来评估差异。如果报告的 Δinsp PAPO/insp PAP < 1.2，则肺导管在 Ⅲ 区，LVEDP 的测量是可靠的。吸气比大于 1.2 表明 PAOP 与 PalvP 平行增加，不再对应于 LVEDP[8]。然而，在 ARDS 患者中，由于肺顺应性差导致压力传递不良，West 区域模型严格来说不再适用。通过 PEEP 的急剧下降进行测量，可以获得不符合实际血流动力学状态的值。液体正平衡产生的低氧血症可能是危险的，并可能导致肺动脉阻力增加。这也适用于慢性阻塞性肺疾病（COPD）患者，因为空气残留将导致内源性 PEEP 出现。

以下几种情况，PvP 可以病理性升高：肺纤维化、纵隔压迫和血栓形成。在这里，Pcap 和 PAOP 高于 LA 压力。例如在肺切除术或肺栓塞后，通过气囊阻塞导致肺血流中断，肺血管床减少，因此显著限制了 LA 充盈。在这些情况下，PAOP 可能会低估 LAP。

3.1.4　肺动脉导管在循环衰竭中的诊断应用

患者的血流动力学特征可以通过测量血管内压力（RAP、PAP、PAOP 和 CO）来表示。孤立的高 PAOP 或 RAP（CVP）与同侧的心室或瓣膜功能障碍相关。重要的是要考虑两个压力的绝对值和两者之间的比率[9]。急性左心病变，例如由于收缩期、舒张期或瓣膜室性功能障碍所引起，其特征在于 PAOP 单独升高。然而，不可能用肺动脉导管区分这两种情况。当两个压力（CVP 和 PAOP）同时升高时，怀疑存在高血容量或心脏压塞[9]。在这种情况下，测量 CO 和 SvO₂ 有助于确定是否存在高血容量（高心输出量和 SvO₂）或心脏压塞（低心输出量和低 SvO₂）。

左右压力相等（RAP=PAOP）以及 RAP>PAOP 时，则怀疑右心功能不全。肺动脉高压是提示右心室后负荷（肺栓塞、原发性或继发性肺动脉高压）增大的征象。相比之下，当 PAP 低时，应怀疑心脏泵功能障碍（心室心肌梗死或三尖瓣反流）。

肺动脉导管还用于诊断肺动脉高压，并可明确其位置和特征。在肺动脉高压的情况下，舒张期平均 PAP 与 PAOP 的差值 < 5mmHg 是"毛细血管后"PAH 的征象（与左心压力增加有关）。然而，如果这两个压力之间差值较大，则应考虑"毛细血管前"肺动脉高压 [原发性肺动脉高压、慢性血栓栓塞性肺动脉高压（CTEPH）、ARDS、肺栓塞、失代偿性慢性阻塞性肺病]。虽然这些血管内压力测量在诊断方面是有用的，但超声心动图仍然是必不可少的（影响评估和可能明确病因的本质属性）。然而，肺动脉导管能够对休克患者进行持续监测。

3.1.5　PAOP对左心室前负荷的评价

为评估左心室前负荷，PAOP 必须符合以下几个标准：

- PAOP必须在足够大口径的肺动脉中测量以反映压力。实际上，只要肺毛细血管没有被阻断，PAOP与位于充气气囊和肺静脉血流之间的静态血柱的压力相对应。如果存在高肺泡压力且毛细血管被压缩，特别是当管腔内压力(即肺静脉压)过低时，肺静脉压将不再对应于PAOP，此时肺静脉压等于肺泡压。为发现这种缺陷，尤其是在高PEEP(外源性或内源性)的情况下，可以将PAOP的呼吸变化(ΔPAOP)与PAP的呼吸变化(ΔPAP)相比较[8]。

- LVEDP应通过较大口径静脉测量的肺静脉压反映。实际上，LVEDP与LAP非常接近。如果存在二尖瓣狭窄，LAP将高于LVEDP。在这种情况下，LVEDP将被PAOP低估。另一方面，"v"波的存在是急性二尖瓣反流的结果(图3.5)。PAOP低估了LVEDP。在这种情况下，为更好地评估LVEDP，必须在"v"波起始时测量PAOP。

- 需要考虑LVEDP中"跨壁压"成分，以更好地反映左心室充盈压。当通过PAOP反映LVEDP时，如果存在较高的外源性或内源性PEEP，传输到胸膜腔的PEEP未从测量的PAOP中减去，则充盈压可能被高估。因此，必须进行该计算[4, 5]。最后，对左心室顺应性降低(例如，缺血性心脏病或心脏肥厚)的情况，PAOP并不是反映左心室体积和前负荷的良好指标[10]。

3.1.6　PAOP作为肺过滤压的标志

如上所示，PAOP 不反映肺毛细血管压力。它通常用于区分肺水肿的类型(心源性与ARDS)。在临床实践中，PAOP >18mmHg, 通常被认为是肺水肿的静水分压的标志。在这种情况下，PEEP 值很重要。理想情况下，应测量肺毛细血管压力，以反映肺毛细血管内的静水压力。然而，分析气囊充气之后肺动脉压力曲线的下降在临床实践中难以实现，很少采用。肺毛细血管压力与 PAOP(在大的肺静脉中测量的压力)的差值与 CO 和肺静脉阻力成比例。在生理条件下，这个差值很小。然而，在一些高动力状态下，如 ARDS, 肺静脉阻力异常高，这个差值要大得多 [11]。

3.2　经中心静脉导管测量中心静脉压

3.2.1　中心静脉导管

中心静脉导管(CVC) 置入是 ICU 中的常见措施。其对于输注某些药物(如血管加压剂)和肠外营养至关重要。CVC 还提供 CVP 测量和上腔静脉中心静脉血氧饱和度(ScvO₂)。有三种置管位点:颈内、锁骨下和股静脉(长导管)。虽然有少量证据支持其中某一个穿刺点优于其他两个，但每个穿刺点都有其优点和缺点,

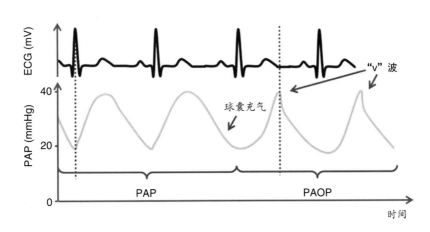

图3.5　通过肺动脉导管测量PAP。气囊充气期间，在重度二尖瓣关闭不全的情况下，PAOP的测量在PAOP曲线上通过"v"波反映。该措施需要同时监测肺动脉压力曲线和心电图(ECG)。

置管位点应由临床医师根据临床情况决定。对于休克患者，常选择股静脉通路，因其易于穿刺且气胸风险低。然而，考虑到感染和下肢静脉血栓形成的风险，尤其对于需要长期留置的患者，临床医师往往会选择上腔静脉通路。自1969 年第一例经颈内静脉置管被报道以来[12]，这种做法已经发生了巨大的改变，尤其是随着超声引导技术的出现。通过解剖标志点置管变得简单易行，导管可直接通向上腔静脉。这种穿刺位点的主要缺点是初始穿刺到颈动脉，导致潜在气胸，通过超声引导可将这种风险降低到忽略不计。该穿刺置管的成功率目前超过95%。

锁骨下途径是 ICU 最常用的置管位点，于1964 年首次报道[13]。这种静脉的优势是由于其在解剖上紧贴锁骨，即使发生严重的低血容量，也很少发生血管萎陷。该途径穿刺置管的并发症发生率为 4% ~ 15%。气胸发生的风险为 0 ~ 6%。气体栓塞、心律失常、心脏压塞和神经组织的损伤极为罕见。与颈内静脉或股静脉一样，建议超声引导用于穿刺锁骨下静脉。超声引导降低了并发症的风险，并提高了穿刺成功率。然而，建立 CVC 后，始终建议行胸部X 线检查。X 线检查能够降低并发症，并检查导管尖端的正确位置。

导管相关性感染是主要的并发症风险，发生率为 11%。其发生率取决于导管留置时间。为减少这一风险，需要在院内对护理人员进行规范培训[14]。病房内的无菌原则和无菌技术也被证明有效。然而，使用涂有抗生素或抗菌剂的导管目前仍存在争论，经股静脉或颈内静脉置入隧道导管会导致感染风险增大[15]。

3.2.2　CVP

CVP 通过放置于上腔静脉（SVC）下 1/3的中心静脉导管测量。CO 与 CVP 之间的关系有两个方面：一个适用于心脏，另一个适用于血管系统。第一个（Frank-Starling 定律）由心功能曲线表示。CO 随着 CVP 表示的前负荷而变化。调节这一功能的主要机制是后负荷和心肌收缩力。第二个机制涉及血管功能，根据 Guyton 血管功能曲线，CVP 与 CO 成反比[16]。血管功能的主要决定因素是动脉和静

脉顺应性、外周血管阻力和血容量。心脏和血管功能曲线的交点反映了平衡状态（图 3.6）。

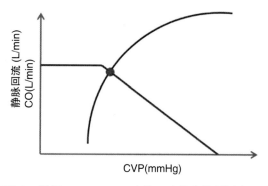

图3.6　根据Frank-Starling法的心功能曲线（紫色）以及根据Guyton定律的血管功能曲线（粉红色）。蓝点代表CVP。

对于监护医师而言，主要问题在于床旁评估休克患者的容量复苏是否有益[17]。直到 20世纪初，通过预估血容量来反映人体总血容量，引起临床医师和研究者的兴趣。其在 ICU 中的测定较困难，并且几乎没有什么实际意义，因为它只是反映患者容量状态的指标，而不能反映循环血量。前负荷的评估也是要考虑的关键因素，其大致对应心室舒张末期的容量负荷状态。根据每搏输出量与前负荷间的关系可以区分两种类型的患者，并有助于定义液体复苏后的血流动力学反应。"应答"患者（如"前负荷依赖者"）是指扩容后 SV 显著增加，CO 也相应增加（在跨壁压下有小的增加）的患者。该类患者将位于心功能曲线的垂直部分。"无应答"患者（如"前负荷非依赖者"）是指扩容后由于跨壁压增加导致前负荷增加，但 SV 没有显著增加的患者。该类患者将位于心功能曲线的平稳部分（图 3.7）。

关于血容量不足，必须区分绝对血容量不足与相对血容量不足。绝对血容量不足表示总的循环血容量减少。尽管心率有反应性增加，但其导致全身静脉回流减少，心脏前负荷降低，因此 CO 下降。相对血容量不足是指血容量不适当地分布在不同的组织间隙，因为血容量可定义为压力性及无压力性的血容量。这就导致对应于 ITBV 的中心血容量减少，尤其对于正压机械通气或静脉扩张的患者（为

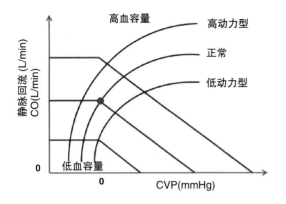

图3.7 图示中不可分开的曲线组合代表右心室功能与静脉回流所对应的不同的血流动力学状态。交叉点代表心功能的不同状态，蓝点代表稳定状态。

保证无压力性血容量，压力性血容量下降）。关于 CVP，如图 3.7 所示的各种状态，相同的静脉回流曲线对应于若干 CVP 值，其最终取决于心功能良好抑或受损。因此，根据 CO 分析 CVP 是至关重要的。Frank-Starling 关系可能因患者而异，并且在同一患者中随时间而变化。

根据反映前负荷和心室功能之间关系的 Frank-Starling 定律，心功能曲线有两个阶段。在上升阶段，前负荷增加导致每搏输出量增加。在平稳阶段，前负荷增加不能导致每搏输出量增加。相反，平稳阶段代表心室的充盈受限，与外部结构有关，如心包和细胞骨架。在曲线的这一部分，前负荷增大可增加心室舒张压和左心室跨壁压，对左心室冠脉循环、肝脏和肾脏血流造成潜在负面影响。最后，可能发生静脉萎陷并阻碍静脉回流[18]。

3.2.3 平均体循环压的测量

测量与静脉回流相反的右心房压力相对比较简单。然而，估计外周静脉的"驱动"压力较为复杂。事实上，静脉压在全身是可变的，尤其是当患者处于站立位时，由于血液本身的重量原因。这些变化在仰卧位时更为重要，因为身体前后之间的厚度很少超过 30cm。Guyton 在一项关于犬的研究实验中，去除交感神经反射并采用泵替代心脏，测量静脉回流的"平均"驱动压或平均体循环压（MSP）。在该实验中，将右房压（RAP）增加到超过 7mmHg 时，没有有效的静

脉回流和 CO。这表明心房压力达到了 MSP 值，导致静脉回流梯度消失[16, 19]。因此，在这些犬中静脉回流发生的最大梯度为 7mmHg。这一事实唯一的可能原因是由于静脉系统与动脉血管网不同，其对血流阻力的作用很小。

如果右心房的正常压力接近 0mmHg，那么对于正压通气或右心室功能受损（无静脉回流）的患者，测量到 RAP ≥ 7mmHg 并不罕见。所以说，即使 CO 可能显著降低，但不会为零。这与静脉收缩张力反射性增加，MSP 也平行增加有关。相反，当跨壁压为零或负值时（导致没有血流），将 RAP 降至 0mmHg 以下，由于腔静脉塌陷，可能不会增加静脉回流[16, 20]。当下腔静脉在膈肌水平（腹腔压力高于胸膜腔内压）塌陷时，静脉回流曲线显示为平稳期（图 3.8）。

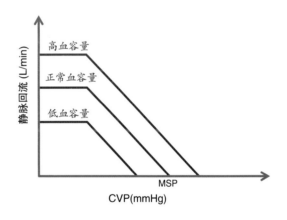

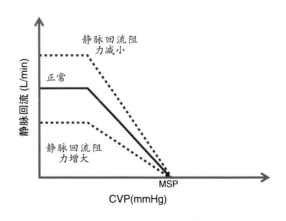

图3.8 Guyton描述的静脉回流曲线[16]。对于一些CVP值，静脉回流消失。相比之下，对于超过0mmHg，由于跨壁压为负，腔静脉塌陷，血流不增加。此外，曲线的斜率与静脉回流阻力成反比。

3.2.4 静脉回流的阻力

静脉回流的阻力非常低，但是由于压力阶差也很低，轻微变化可能会对血流产生显著影响。圆柱静脉的阻力很低。然而，扁平或是塌陷的静脉阻力增大，并且可无限增大（图3.9）。静脉回流曲线斜率与静脉回流阻力成反比：对于相同的 MSP 值，斜率大表示阻力低，则静脉回流更大。

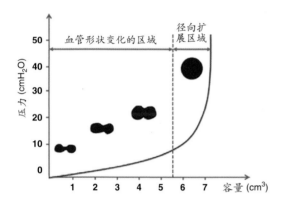

图3.9 犬颈静脉的压力-容量关系曲线显示血管形状变化的区域与径向扩展区域。形状变化区域与前负荷依赖区域一致。

3.2.5 静脉储备和心输出量

静脉储备库可以用一个底部上方有一个出口的容器表示 [21, 22]。因此，容纳的液体可以被分成对应于"无压力容量"位于出口水平下方的部分容量以及对应于"压力容量"位于出口水平上方的部分容量。非张力血容量被动储存在静脉中，能在不产生膨胀压力的情况下使用 [23]。这一部分的容量是循环中最基本的，但不能产生血流。张力容量位于出口以上。液体距离出口孔水平面越高，静水压越大，因此，静脉回流和 CO 越大。这个高度是静脉回流的驱动压力阶差，相当于 MSP 与 RAP 之差。因此，为了增加静脉回流，可以增加 MSP 或降低 RAP（图 3.10）。增加 MSP 可以采用两种方法：①增加储备容量（例如，扩容）；②通过使用血管收缩药物降低储备容量（通过牺牲无压力性容量以增加压力性容量来重新分配容量）。

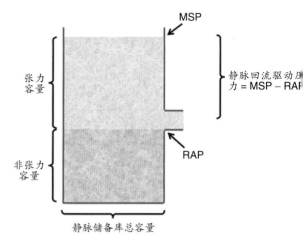

图3.10 静脉储备库示意图。容器的尺寸是储备库的容量，当静脉扩张时，容器的容量最大。出口孔的高度对应于RAP。总液体高度对应于MSP。位于出口水平以下的液体容量对应于不产生血流的无压力性容量，而位于出口以上的容量对应于压力性容量。位于出口上方的液体高度对应于静脉回流的驱动压力，即MSP与PAP的差值。

为了降低 RAP 而不减少 MSP，可以使用正性肌力药物以增加心室收缩力并减少心房上游的血容量。相反，静脉储备量的下降，例如通过出血或脱水，将具有减少静脉回流和 CO 的作用。

血管内容量和静脉容量的变化影响 MSP 和静脉回流阻力 [24]。因此，补充液体或者收缩静脉，通过增加 MSP 并通过恢复萎陷或扁平静脉来减少静脉回流阻力，从而引起静脉回流的增加。脱水或出血则导致相反的结果（图3.11）。

3.2.6 CVP测量原则

从生理角度而言，CVP 测量必须考虑两个因素：参考值和生理变化。每次测量都必须有一个相应的参考值。这个参考值可以是任意值，因为对于每个基线将获得不同的 CVP 值。例如，腋中线水平测量的 CVP 将比在胸骨角测量的 CVP 大 3mmHg。每次测量前都必须确定"零"参考值。绝大多数病例通过位于上腔静脉的中心静脉导管测量 CVP。然而，对于没有腹腔间隔室综合征的情况，测量下腔静脉 CVP 是可行的。这两个测量点在临床

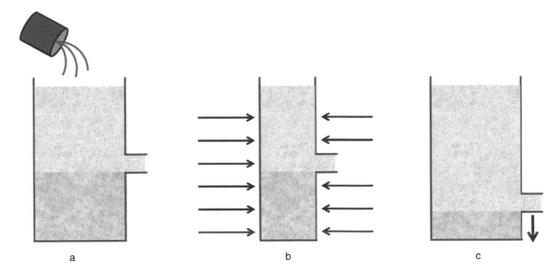

图3.11　增加静脉回流和CO的三种方法的示意图：（a）通过扩容以增加MSP；（b）通过使用血管收缩药物增加MSP；（c）通过使用正性肌力药物降低RAP。

研究中进行了比较，显示出良好的相关性[25]。然而，在这些研究中，静脉导管的尖端始终位于膈肌以上，临床实践中并不总是这样。这是经股静脉导管进行 CVP 测量的主要限制。同样，有研究比较了没有心脏病史的肾移植患者在术中及术后经中心静脉和外周静脉测量的 CVP 值(具有良好的相关性)[26, 27]。尽管如此，由于缺乏可靠的数据和其他可能影响测量值的临床因素，不推荐在临床实践中进行这些测量。

通气与 CVP 曲线之间通过跨壁压的相互作用是 CVP 曲线变化的原因。在自主呼吸的患者中，用力吸气会导致 CVP 降低。相比之下，在正压机械通气的患者中，"零"参考值等于大气压。在正压机械通气期间，CVP 值随着心脏和血管周围压力(外界压力)的急剧增加而增加，减少了跨壁压和右心房的大小。然而，依旧存在很大的差异，尤其是腹腔间隔室综合征或心包积液患者应用正压通气时。在非生理条件下，尚没有提出可靠和可重复的测量 CVP[18] 的解决方案。

3.2.6.1　CVP的测量

CVP 曲线包括几个波：3 个上升波(a, c 和 v) 和 2 个下降波形(x 和 y)。"a"波形成是由于电刺激导致右心房收缩，是心电图的 P 波。"c"波是由于右心室等容收缩引起三尖瓣向右心房凸出。"x"波是由于右心房压力下降，在右心室的射血期间三尖瓣打开到心室底部。"v"波是因血液进入右心室时，三尖瓣开放形成。"z"点是心室收缩前的心房压力(图 3.12)。CVP 曲线和桡动脉压曲线之间大约有 200ms 的延迟。因此，通过桡动脉传递的收缩期与 CVP 的收缩期"c"波之间存在"人为"延迟。

3.2.6.2　如何在临床实践中使用CVP测量

CVP 的测量用于估算 RAP。这反映了右心室舒张压，可估计右心室舒张期容积。最后，由于 CVP 是静脉回流和右心室功能之间相互作用的指标[28]，可以作为替代指标来评估右心室前负荷。临床医师使用 CVP 作为血容量指标。虽然 CVP 在健康受试者中随容量变化，但研究表明，在心力衰竭患者中测量 CVP 是不必要的，尤其是 LVEF 降低时[29]。此外，由于 CVP 不能区分扩容后有无容量反应，其对容量的反应性没有预测价值[30, 31]。最后，对于正压通气[32] 或腹腔间隔室综合征的患者，CVP 值应谨慎解读[33]。特别是，PEEP 可能影响 CVP。简单的减法并不能确定实际的 CVP 值。然而，在右心衰竭(如肺栓塞)的情况下，高 CVP 值通常显著存在[34]，应被

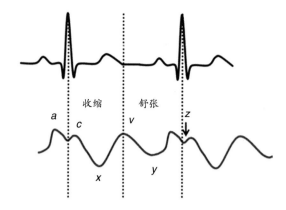

图3.12 中心静脉曲线的定位跟踪。在"z"点实现最佳测量。

临床医师视为警告信号。较高的 CVP 值也预测了建立左心室辅助装置患者右心衰竭的发生。一项研究表明，在植入左心室辅助装置期间 CVP 明显升高预测了右心室功能障碍的发生。

低 CVP 仍然可以帮助临床医师制订治疗策略，尤其是在严重创伤以及围术期发生的低血容量性休克的情况下。这对于无正压通气的自主呼吸患者或深度镇静的患者的急诊处理特别有意义，在这些情况下患者心率不规则，液体反应性的动态指标是无用的。因此，Rivers 等人建立了感染性休克早期治疗指南，其中建议 CVP 在初始治疗策略中优先使用[35]。例如，当 CVP < 8 mmHg 时，建议临床医师进行扩容。这些实践是由拯救全身性感染行动（Surviving Sepsis Campaign）编写[36]。虽然 CVP 测量不是唯一的考虑指标，但它可能是整个治疗过程中的首要因素。

（吴依娜 梁杰佳 译 谭凌 郭丰 校）

参考文献

1. Kovacs G, Avian A, Olschewski A, Olschewski H (2013) Zero reference level for right heart catheterisation. Eur Respir J 42(6):1586–1594
2. Summerhill EM, Baram M (2005) Principles of pulmonary artery catheterization in the critically ill. Lung 183(3):209–219
3. Bridges EJ, Woods SL (1993) Pulmonary artery pressure measurement: state of the art. Heart Lung 22(2):99–111
4. Carter RS, Snyder JV, Pinsky MR (1985) LV filling pressure during PEEP measured by nadir wedge pressure after airway disconnection. Am J Physiol 249(4 Pt 2):H770-6. Research Support, Non-U.S. Gov't Research Support, U.S. Gov't, Non-P.H.S
5. Pinsky M, Vincent JL, De Smet J (1991) Estimating left ventricular filling pressure during positive end-expiratory pressure in humans. Am Rev Respir Dis 143(1):25–31. Research Support, Non-U.S. Gov't
6. Teboul JL, Pinsky MR, Mercat A, Anguel N, Bernardin G, Achard JM et al (2000) Estimating cardiac filling pressure in mechanically ventilated patients with hyperinflation. Crit Care Med 28(11):3631–3636
7. West JB, Dollery CT, Naimark A (1964) Distribution of blood flow in isolated lung; relation to vascular and alveolar pressures. J Appl Physiol 19:713–724
8. Teboul JL, Besbes M, Andrivet P, Axler O, Douguet D, Zelter M et al (1992) A bedside index assessing the reliability of pulmonary artery occlusion pressure measurements during mechanical ventilation with positive end-expiratory pressure. J Crit Care 7(1):22–29
9. Jones JW, Izzat NN, Rashad MN, Thornby JI, McLean TR, Svensson LG et al (1992) Usefulness of right ventricular indices in early diagnosis of cardiac tamponade. Ann Thorac Surg 54(1):44–49
10. Crexells C, Chatterjee K, Forrester JS, Dikshit K, Swan HJ (1973) Optimal level of filling pressure in the left side of the heart in acute myocardial infarction. N Engl J Med 289(24):1263–1266
11. Her C, Mandy S, Bairamian M (2005) Increased pulmonary venous resistance contributes to increased pulmonary artery diastolic-pulmonary wedge pressure gradient in acute respiratory distress syndrome. Anesthesiology 102(3):574–580. Research Support, Non-U.S. Gov't
12. English IC, Frew RM, Pigott JF, Zaki M (1969) Percutaneous cannulation of the internal jugular vein. Thorax 24(4):496–497
13. Baden H (1964) Percutaneous catheterization of the subclavian vein. Nord Med 71:590–593
14. Zingg W, Cartier V, Inan C, Touveneau S, Theriault M, Gayet-Ageron A et al (2014) Hospital-wide multidisciplinary, multimodal intervention programme to reduce central venous catheter-associated bloodstream infection. PLoS One 9(4):e93898
15. Aitken EL, Stevenson KS, Gingell-Littlejohn M, Aitken M, Clancy M, Kingsmore DB (2014) The use of tunneled central venous catheters: inevitable or system failure? J Vasc Access 0(0):0
16. Guyton AC, Lindsey AW, Abernathy B, Richardson T (1957) Venous return at various right atrial pressures and the normal venous return curve. Am J Physiol 189(3):609–615
17. Guerin L, Monnet X, Teboul JL (2013) Monitoring volume and fluid responsiveness: from static to dynamic indicators. Best Pract Res Clin Anaesthesiol 27(2):177–185
18. Magder S (2005) How to use central venous pressure measurements. Curr Opin Crit Care 11(3):264–270
19. Guyton AC, Richardson TQ, Langston JB (1964) Regulation of cardiac output and venous return. Clin Anesth 3:1–34
20. Guyton AC, Adkins LH (1954) Quantitative aspects of the collapse factor in relation to venous return. Am J Physiol 177(3):523–527

21. Bressack MA, Raffin TA (1987) Importance of venous return, venous resistance, and mean circulatory pressure in the physiology and management of shock. Chest 92(5):906–912

22. Sylvester JT, Goldberg HS, Permutt S (1983) The role of the vasculature in the regulation of cardiac output. Clin Chest Med 4(2):111–126

23. Magder S, De Varennes B (1998) Clinical death and the measurement of stressed vascular volume. Crit Care Med 26(6):1061–1064

24. Bressack MA, Morton NS, Hortop J (1987) Group B streptococcal sepsis in the piglet: effects of fluid therapy on venous return, organ edema, and organ blood flow. Circ Res 61(5):659–669

25. Dillon PJ, Columb MO, Hume DD (2001) Comparison of superior vena caval and femoroiliac venous pressure measurements during normal and inverse ratio ventilation. Crit Care Med 29(1):37–39

26. Amar D, Melendez JA, Zhang H, Dobres C, Leung DH, Padilla RE (2001) Correlation of peripheral venous pressure and central venous pressure in surgical patients. J Cardiothorac Vasc Anesth 15(1):40–43

27. Hadimioglu N, Ertug Z, Yegin A, Sanli S, Gurkan A, Demirbas A (2006) Correlation of peripheral venous pressure and central venous pressure in kidney recipients. Transplant Proc 38(2):440–442

28. Osman D, Monnet X, Castelain V, Anguel N, Warszawski J, Teboul JL et al (2009) Incidence and prognostic value of right ventricular failure in acute respiratory distress syndrome. Intensive Care Med 35(1):69–76

29. Mangano DT (1980) Monitoring pulmonary arterial pressure in coronary-artery disease. Anesthesiology 53(5):364–370

30. Boulain T, Achard JM, Teboul JL, Richard C, Perrotin D, Ginies G (2002) Changes in BP induced by passive leg raising predict response to fluid loading in critically ill patients. Chest 121(4):1245–1252

31. Michard F, Teboul JL (2002) Predicting fluid responsiveness in ICU patients: a critical analysis of the evidence. Chest 121(6):2000–2008

32. Chen FH (1985) Hemodynamic effects of positive pressure ventilation: vena caval pressure in patients without injuries to the inferior vena cava. J Trauma 25(4):347–349

33. Cheatham ML (2009) Abdominal compartment syndrome: pathophysiology and definitions. Scand J Trauma Resusc Emerg Med 17:10

34. Cheriex EC, Sreeram N, Eussen YF, Pieters FA, Wellens HJ (1994) Cross sectional Doppler echocardiography as the initial technique for the diagnosis of acute pulmonary embolism. Br Heart J 72(1):52–57

35. Rivers E, Nguyen B, Havstad S, Ressler J, Muzzin A, Knoblich B et al (2001) Early goal-directed therapy in the treatment of severe sepsis and septic shock. N Engl J Med 345(19):1368–1377. Clinical Trial Randomized Controlled Trial Research Support, Non-U.S. Gov't

36. Dellinger RP, Levy MM, Rhodes A, Annane D, Gerlach H, Opal SM et al (2013) Surviving Sepsis Campaign: international guidelines for management of severe sepsis and septic shock, 2012. Intensive Care Med 39(2):165–228. Practice Guideline

第 **4** 章 氧供与氧需的监测

4.1 生理学基础

血液循环的主要目标之一就是保障各器官和组织的氧供。动脉氧供(DO_2)的决定因素包括 CO 和动脉血氧含量(CaO_2)。动脉血氧含量包括两个部分：其中最主要的是与血红蛋白结合的氧，其次就是物理溶解的氧含量。其中血氧饱和度与下列因素有关：血红蛋白含量、血红蛋白与氧的亲和力（不同构象的血红蛋白亲和力不同）、内环境因素（如体温、pH 值、2, 3-DPG 的浓度）。物理溶解量与 PaO_2 有关，由于氧在血浆中的溶解系数非常小（接近于 0），因此物理溶解的氧一般可忽略不计。因此，CaO_2 可用下列公式表示：

$$CaO_2 = (Hb \times 1.34 \times SaO_2) + (0.003 \times PaO_2)$$

$$DO_2 = CO \times CaO_2$$

如果忽略物理溶解的氧，则：

$$DO_2 = CO \times Hb \times 1.34 \times SaO_2$$

动脉血通常在组织中释放氧。组织对氧的摄取取决于组织的氧需和组织摄取氧的能力。因此，外周组织摄取氧后的静脉氧含量取决于动脉血氧饱和度（SaO_2）、VO_2 与 CO 的平衡，以及血红蛋白水平。

中心静脉血氧饱和度（$ScvO_2$）替代 SvO_2 来评估氧供或氧需是否充足，目前已经被广泛的运用。$ScvO_2$ 代表经过组织后在体循环中剩余的氧，因此 $ScvO_2$ 可以提示 DO_2 与 VO_2 之间的平衡关系。在过去的十年间，通过光纤导管可连续监测 $ScvO_2$，因此在临床得到了广泛的应用 [1]。CO 的下降、低血红蛋白血症、SaO_2 下降或 VO_2 增高首先通过动静脉血氧差异的增加来代偿，从而导致 $ScvO_2$ 的下降。这是在乳酸升高前的一种早期代偿机制 [2]。在急性病程中，$ScvO_2 < 65\% \sim 70\%$ 时提示临床医师患者存在组织缺氧或者灌注不足。

4.2 混合静脉血氧饱和度（SvO_2）

肺动脉导管可以用来监测混合 SvO_2。有两种方法来进行测定：

1. 血液标本可以通过肺动脉导管远端（气囊放气）从肺动脉采集，然后注入便捷血气分析仪通过碳氧血红蛋白测定法进行测定。然而，这种方法存在很多潜在的缺陷，在采集肺动脉血时需要避免 [3]。必须遵循严格的标本采集流程来避免采集到非肺动脉的混合静脉血。肺动脉有许多的分支，因此导管尖端位置必须正确。碳氧血红蛋白测定法也是常常出现错误的原因。这种方法也可能导致大量血液丢失，特别是儿童；同时，也是反复从肺动脉导管操作导致感染的原因。

2. 肺动脉导管连接光纤运用于人体来测定 SvO_2，同时可以运用分光光度技术连续记录 SvO_2。这种方法避免了反复采集肺动脉血标本。同时也能实时监测 SvO_2。这种方法非常精确，重复性好，可用于多种波长 [3]。其测量原理是基于红色和红外线光源可通过肺动脉导管的光纤发出 $600 \sim 1000nm$ 波长的光来照射肺动脉中的血流。反射后的光谱被第二条光纤的光检测器采集。这些采集到的数据通过整合最终得出 SvO_2。在置入肺动脉导管前，必须进行"体内"校准。一旦导管置入，再进行肺动脉血标本测量时的"体内"补充校准。我们推荐在 SvO_2 值怀疑不准确或错误时可以重复校准。导管在肺动脉中的位置（即不要太远）是 SvO_2 测量准确性的主要因素。厂家表明测量的误差范

围在 ±2%。然而，一项研究对比了该方法与碳氧血红蛋白测定法，平均误差范围差异很大，最高达 9%。在临床实践中，–9% ~ +9% 是可以接受的 [4]。这种差异通常是由于导管位置或设备使用不当导致的，而不是设备质量的问题。一旦适当的重新调整位置或重新校准，肺动脉导管测量系统通常能降低 SvO_2 的测量误差 [5]。

测量 SvO_2 可以评估 DO_2 和 VO_2 是否平衡。SvO_2 的影响因素包括 CO、SaO_2、Hb 含量和 VO_2。根据 Fick 定律，SvO_2 可通过下面的公式来进行计算：

$$SvO_2 = SaO_2 - \frac{VO_2}{\dot{Q} \times Hb \times 13.9}$$

在 SaO_2、VO_2 和 Hb 一定的情况下，CO 与 SvO_2 成曲线关系 [6]（图 4.1）。SvO_2 降低与 CO 降低有关。反之，SvO_2 正常（≥ 70%）时，CO 正常或升高。此外，当 SvO_2 在较低水平时，CO 的变化将导致 SvO_2 的明显变化。然而，当 SvO_2 正常或升高时（> 70%），CO 的显著变化仅仅引起 SvO_2 微小变化。因此，CO 与 SvO_2 间存在解偶联现象。这限制了单独使用这套监测系统来评估 CO，特别是高血流动力学状态。

健康人在静息状态下，SaO_2 与 Hb 正常时，SvO_2 的正常值为 70% ~ 75%。运动时，SvO_2 可最低降至 45% [7]，由于氧耗增加，骨骼肌的 DO_2 和氧摄取同时增加。然而，在这个"临界"SvO_2 时，发生无氧代谢，相应的氧组织摄取率也达到极限（临界极限）。在病理状态下，SvO_2 的下降是 4 个因素相互作用后的结果，这 4 个因素都可能被相互影响，从而使病理状态或治疗的程度产生很大的变化。这 4 个因素 SaO_2、CO、Hb、VO_2 通过多种代偿机制紧密关联（图 4.2）。

4.3 SvO_2 与局部氧合

SvO_2 是通过肺动脉导管测得的，可以用来反映器官静脉血的平均饱和度。一些器官如肾脏的血流量很高，相应的氧摄取较低。与其他器官如心肌较低的血流量和较高的氧摄取相比，这些器官的 SvO_2 值会受到更大的影响。脓毒症时，存在器官间的血流分布异常，从而使 SvO_2 的解读更加复杂。内脏中这种情况比较明

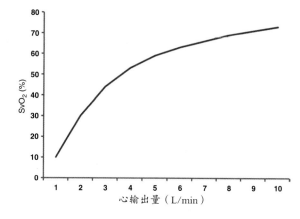

图 4.1　SvO_2 与 CO 的关系。Hb、SaO_2 与 VO_2 一定时，两者成曲线关系。

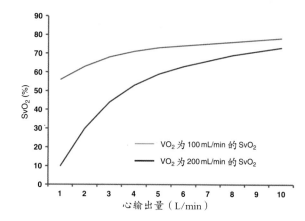

图 4.2　SvO_2 与 CO 的关系。两者成曲线关系。当 Hb、SaO_2、VO_2 一定时，初始 CO 很低，CO 的变化会引起 SvO_2 很大的变化。相反，高 CO 时，CO 的变化不影响 SvO_2。当 VO_2 发生变化时，这种关系也会发生变化。

显，因为在感染性休克中，内脏局部血流减少，同时存在着氧耗的增加 [8]。在实际情况中，内脏的低灌注和缺氧一定程度上反映了多器官功能衰竭 [9]。这一现象存在的另一个例子是一些感染性休克患者 SvO_2 正常而肝静脉中的氧饱和度值非常低 [10, 11]。因此，在某些休克如脓毒症相关的循环衰竭中，SvO_2 不是监测局部灌注的可靠指标。

4.4 $ScvO_2$ 的作用

SvO_2 可以反映全身静脉氧合情况，但是

需要留置肺动脉导管，而 $ScvO_2$ 反映的是脑和上半部分肢体的静脉氧合情况。$ScvO_2$ 可以通过留置在右心房水平上腔静脉中的中心静脉导管获得。混合 SvO_2 是下腔静脉、上腔静脉和冠状窦混合后的静脉血氧饱和度。然而，SvO_2 决定于每一个器官的氧摄取情况，因为不同器官氧摄取的量不同。在生理状态下，下半部肢体的 SvO_2 高于上半部肢体[12, 13]。在某些病理状态下，这种差异会发生转变[14]。在全麻状态下，由于脑血流量增加和麻醉药物的应用降低了脑组织氧摄取，$ScvO_2$ 通常较 SvO_2 高 5%[15]。类似的情况可见于重度颅脑损伤患者应用巴比妥药物。在休克状态下，肠系膜血流减少，而氧摄取增加。相反，由于上腔静脉中的血流相对恒定，因此 $ScvO_2$ 增加。因此，下腔静脉的氧饱和度下降，SvO_2 可能会低于 $ScvO_2$[16]。

然而，问题是两个静脉氧饱和度是否是一致的、可互换的，或在病理状态下向同一个方向变化。很多人体和动物研究得出了不同的结论。一些研究得出了两者一致的结果[2, 17, 18]，而另一些研究得出了不一致的结果[19, 20]。

在过去的十年中，应用创伤小的监测技术和将 SvO_2 监测转变为 $ScvO_2$ 的监测已经成为趋势。而且，Rivers 等基于感染性休克患者早期治疗策略进行了随机研究。目的是评价基于早期治疗目标导向治疗策略的效果，特别是在最初 6 小时内 $ScvO_2 \geq 70\%$。这些治疗策略基于扩容、输注儿茶酚胺和血细胞比容。研究结果表明，与常规治疗组相比，标准治疗组 60 天死亡相对风险明显降低[21]。尽管这些结果还受到诸多的质疑，但这一研究表明了基于监测便捷的氧合指标指导早期、积极治疗脓毒症患者是有益的。此后，ICU 中做了很多其他基于这一参数与改善休克患者预后的相关性研究[22, 23]。

然而，在脓毒症中明确 SvO_2 和 $ScvO_2$ 的局限性是非常重要的。首先，可能有人质疑 $ScvO_2$ 的测定需要的中心静脉导管是有创的操作，可能出现感染或出血等并发症。但是，重症患者常常需要中心静脉置管，因此可以用来监测 $ScvO_2$。虽然留置导管是有争议的，但大范围的临床实践已经观察到了混合静脉血氧饱和度和 $ScvO_2$ 的良好相关性和对应性[24]。其次，$ScvO_2$ 存在只能评价全身 DO_2 而不能代表局部

组织灌注的缺陷[25, 26]。因此，在微循环状态变化（例如，脓毒症和休克晚期）和线粒体中毒或功能障碍时，$ScvO_2$ 可能会升高，同时伴随严重的组织缺氧[27]。

总之，在大多数重症患者中，当 $ScvO_2 < 60\%$ 时，患者的死亡率明显增加[28]。作为预测复苏目标的指标，$ScvO_2$ 对感染性休克早期（容量复苏前）指导液体复苏和正性肌力药使用是有价值的。然而，仍需要了解更多 $ScvO_2$ 的决定因素从而更合理地解释临床问题。$ScvO_2$ 降低反映了氧耗与氧供之间的不平衡，需要一个适合的优化方案。此外，临床上如脓毒性休克，经过第一个小时的治疗后，"正常的"或升高的 $ScvO_2$ 就无法提供更多的信息了。不管 $ScvO_2$ 应用的范围和局限性，虽然目前有研究显示早期目标导向的治疗策略无法改善预后[29]，但 $ScvO_2$ 仍是管理算法如拯救脓毒症运动等治疗决策中的有机组成部分[30, 31]。

（李晨　郑清江 译　尹培刚　王书鹏 校）

参考文献

1. Scalea TM, Hartnett RW, Duncan AO, Atweh NA, Phillips TF, Sclafani SJ et al (1990) Central venous oxygen saturation: a useful clinical tool in trauma patients. J Trauma 30(12):1539–1543

2. Berridge JC (1992) Influence of cardiac output on the correlation between mixed venous and central venous oxygen saturation. Br J Anaesth 69(4):409–410

3. Cariou A, Monchi M, Dhainaut JF (1998) Continuous cardiac output and mixed venous oxygen saturation monitoring. J Crit Care 13(4):198–213

4. Scuderi PE, Bowton DL, Meredith JW, Harris LC, Evans JB, Anderson RL (1992) A comparison of three pulmonary artery oximetry catheters in intensive care unit patients. Chest 102(3):896–905

5. Kim KM, Ko JS, Gwak MS, Kim GS, Cho HS (2013) Comparison of mixed venous oxygen saturation after in vitro calibration of pulmonary artery catheter with that of pulmonary arterial blood in patients undergoing living donor liver transplantation. Transplant Proc 45(5):1916–1919

6. Giraud R, Siegenthaler N, Gayet-Ageron A, Combescure C, Romand JA, Bendjelid K (2011) ScvO(2) as a marker to define fluid responsiveness. J Trauma 70(4):802–807

7. Weber KT, Andrews V, Janicki JS, Wilson JR, Fishman AP (1981) Amrinone and exercise performance in patients with chronic heart failure. Am J Cardiol 48(1):164–169

8. Dahn MS, Lange P, Lobdell K, Hans B, Jacobs LA, Mitchell RA (1987) Splanchnic and total body oxygen consumption differences in septic and injured

patients. Surgery 101(1):69–80

9. Carrico CJ, Meakins JL, Marshall JC, Fry D, Maier RV (1986) Multiple-organ-failure syndrome. Arch Surg 121(2):196–208

10. De Backer D, Creteur J, Noordally O, Smail N, Gulbis B, Vincent JL (1998) Does hepato-splanchnic VO2/DO2 dependency exist in critically ill septic patients? Am J Respir Crit Care Med 157(4 Pt 1):1219–1225

11. Reinelt H, Radermacher P, Kiefer P, Fischer G, Wachter U, Vogt J et al (1999) Impact of exogenous beta-adrenergic receptor stimulation on hepato-splanchnic oxygen kinetics and metabolic activity in septic shock. Crit Care Med 27(2):325–331

12. Reinhart K, Bloos F (2005) The value of venous oximetry. Curr Opin Crit Care 11(3):259–263

13. Krantz T, Warberg J, Secher NH (2005) Venous oxygen saturation during normovolaemic haemodilution in the pig. Acta Anaesthesiol Scand 49(8):1149–1156

14. Vincent JL (1992) Does central venous oxygen saturation accurately reflect mixed venous oxygen saturation? Nothing is simple, unfortunately. Intensive Care Med 18(7):386–387

15. Di Filippo A, Gonnelli C, Perretta L, Zagli G, Spina R, Chiostri M et al (2009) Low central venous saturation predicts poor outcome in patients with brain injury after major trauma: a prospective observational study. Scand J Trauma Resusc Emerg Med 17:23

16. Reinhart K, Kuhn HJ, Hartog C, Bredle DL (2004) Continuous central venous and pulmonary artery oxygen saturation monitoring in the critically ill. Intensive Care Med 30(8):1572–1578

17. Herrera A, Pajuelo A, Morano MJ, Ureta MP, Gutierrez-Garcia J, de las Mulas M (1993) Comparison of oxygen saturations in mixed venous and central blood during thoracic anesthesia with selective single-lung ventilation. Rev Esp Anestesiol Reanim 40(6):349–353

18. Ladakis C, Myrianthefs P, Karabinis A, Karatzas G, Dosios T, Fildissis G et al (2001) Central venous and mixed venous oxygen saturation in critically ill patients. Respiration; Inter Rev Thorac Dis 68(3):279–285. Comparative Study

19. Dueck MH, Klimek M, Appenrodt S, Weigand C, Boerner U (2005) Trends but not individual values of central venous oxygen saturation agree with mixed venous oxygen saturation during varying hemodynamic conditions. Anesthesiology 103(2):249–257

20. Pieri M, Brandi LS, Bertolini R, Calafa M, Giunta F (1995) Comparison of bench central and mixed pulmonary venous oxygen saturation in critically ill postsurgical patients. Minerva Anestesiol 61 (7–8):285–291. Comparative Study

21. Rivers E, Nguyen B, Havstad S, Ressler J, Muzzin A, Knoblich B et al (2001) Early goal directed therapy in the treatment of severe sepsis and septic shock. N Engl J Med 345(19):1368–1377. Clinical Trial Randomized Controlled Trial Research Support, Non-U.S. Gov't

22. Gao F, Melody T, Daniels DF, Giles S, Fox S (2005) The impact of compliance with 6-hour and 24-hour sepsis bundles on hospital mortality in patients with severe sepsis: a prospective observational study. Crit Care 9(6):R764–R770. Comparative Study Evaluation Studies Research Support, Non-U.S. Gov't

23. Pearse R, Dawson D, Fawcett J, Rhodes A, Grounds RM, Bennett ED (2005) Changes in central venous saturation after major surgery, and association with outcome. Crit Care 9(6):R694–R699

24. Rivers E (2006) Mixed vs central venous oxygen saturation may be not numerically equal, but both are still clinically useful. Chest 129(3):507–508

25. Sakr Y, Dubois MJ, De Backer D, Creteur J, Vincent JL (2004) Persistent microcirculatory alterations are associated with organ failure and death in patients with septic shock. Crit Care Med 32(9):1825–1831

26. Legrand M, Bezemer R, Kandil A, Demirci C, Payen D, Ince C (2011) The role of renal hypoperfusion in development of renal microcirculatory dysfunction in endotoxemic rats. Intensive Care Med 37(9):1534–1542

27. Pope JV, Jones AE, Gaieski DF, Arnold RC, Trzeciak S, Shapiro NI (2010) Multicenter study of central venous oxygen saturation (ScvO(2)) as a predictor of mortality in patients with sepsis. Ann Emerg Med 55(1):40–46. e1

28. Bracht H, Hanggi M, Jeker B, Wegmuller N, Porta F, Tuller D et al (2007) Incidence of low central venous oxygen saturation during unplanned admissions in a multidisciplinary intensive care unit: an observational study. Crit Care 11(1):R2

29. Dellinger RP, Levy MM, Rhodes A, Annane D, Gerlach H, Opal SM et al (2013) Surviving Sepsis Campaign: international guidelines for management of severe sepsis and septic shock, 2012. Intensive Care Med 39(2):165–228. Practice Guideline

30. Mouncey PR, Osborn TM, Power GS, Harrison DA, Sadique MZ, Grieve RD et al (2015) Trial of early, goal-directed resuscitation for septic shock. N Engl J Med 372(14):1301–1311

31. Peake SL, Delaney A, Bailey M, Bellomo R, Cameron PA, Cooper DJ et al (2014) Goal-directed resuscitation for patients with early septic shock. N Engl J Med 371(16):1496–1506

第 **5** 章　超声心动图

超声心动图是血流动力学监测技术中的一种,用于床旁监测心血管系统。经胸超声心动图技术为完全无创的操作,经食管超声心动图属于半无创,能够为临床医师提供心血管系统的解剖结构和功能信息。然而,该技术的操作者主观性较强,需要更多的培训来规范操作;另外,它一直以来只被心血管病专家所使用。超声心动图技术作为监测工具,其应用存在一定的局限性。该技术是单次评估,需要反复操作和测量,对临床医师的要求比较高,并非所有临床医师都能进行该项操作。因此,超声心动图一直用于临床诊断疾病或评估某些药物的治疗效果(正性肌力药物、液体复苏),而在相当长时期内未用于临床监测。

超声心动图在 ICU 中的实际应用与心脏病专科不同。在 ICU,超声心动图的应用更专注于监测和诊断循环衰竭,评估 CO 和心室前负荷。超声心动图主要针对心脏和大血管(主动脉、下腔静脉)的解剖和功能研究。各腔室间的压力阶差主要通过多普勒超声测定血流速度来评估,因此多普勒超声能够估算肺动脉压和左心房内压。同时超声心动图也能估算 CO。反复应用超声测量可评估循环状态或干预措施的治疗反应。应用超声技术对休克的病因快速诊断在 ICU 内也具有显著的优势。

5.1　CO的测量

某些治疗措施,如容量复苏、正性肌力药或血管加压素给药过程中,流量指标的测量极为重要,尤其是在干预措施前后测量 CO 的变化。而 CO 的监测需要某些监测手段,其中超声心动图和多普勒技术更加便捷。

5.2　心搏出量的测量

超声心动图测量获得心搏出量是最常应用且最有效的技术。应用脉冲多普勒技术测量主动脉瓣或瓣下左心室流出道的血流速度为主要测量目标(图 5.1)。血流速度时间积分(VTI)通过测量每次心搏时的最大血流速度来计算,相当于一个收缩期内红细胞移动的距离。VTI 乘以 LVOT 的面积即为 SV(图 5.2)。这种测量方法仅用于不存在主动脉狭窄或间隔膨出等瓣下梗阻时。由于 LVOT 面积是固定的,因此治疗后 VTI 的变化可评估心搏出量的改变。同理,可通过测量右心室流出道内径和肺动脉瓣下 VTI 来估算右心室心输出量。然而,右心室测量更复杂,且实用性较左心室更差。

5.3　二维超声心动图计算心搏出量

通过简单的几何学模型即可测量左心室容积,因此在收缩期和舒张期测量左心室容积能够得到心室收缩期射血容积和心室射血分数。超声机器中存有各种计算公式,测量出左心室内径,即可根据 Teicholz 公式计算左心室容积(图 5.3)。

然而,改良的 Simpson 方法是最可靠和最常用的方法,其通过计算左心室腔各个圆盘容积的总和获得 LVEF。首先描记出左心室腔的内膜,然后确定心室腔长轴,沿长轴方向将整个心室腔分为 20 个圆盘(图 5.4)。通过计算每个圆盘的容积获得左心室腔的容积。测量两个垂直平面更加准确。但与心室成像相比,该方法常常低估心室容积,可能很难准确识别心内膜。并且根据 Teicholz 公式,由于左心室室壁运动的干扰,该方法测量的准确性也降低。

测量左心室射血容积最可靠的方法仍是多普勒超声,通过多普勒超声测量主动脉血流速度,与 LVOT 的直径相关。该方法是超声心动图评估心搏出量的金标准。在给予治疗措施

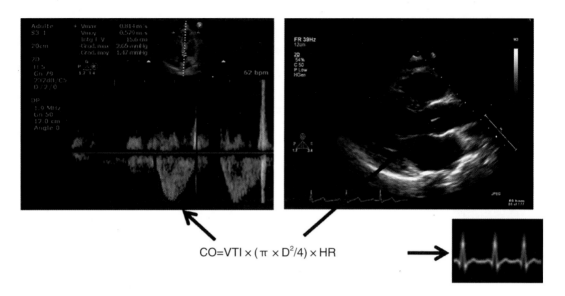

$$CO = VTI \times (\pi \times D^2/4) \times HR$$

图5.1　经胸超声心动图测量CO主要在心尖五腔心切面通过脉冲多普勒技术获得血流VTI，在左心室长轴切面获得LVOT的直径（D），然后计算出LVOT的横截面积，通过心电图获得心率。

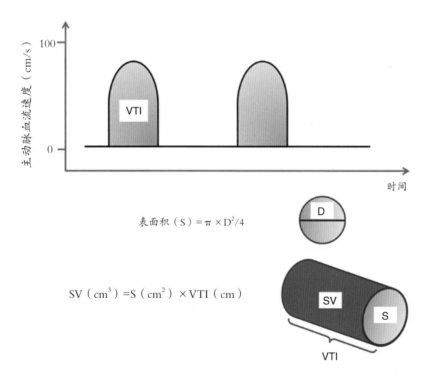

图5.2　通过多普勒超声计算心搏出量的原理。主动脉瓣下血流VTI与经过LVOT的血流量相对应，通过描记跨主动脉瓣血流峰值的外膜测量获得，它反映了每次心搏时通过LVOT的红细胞移动的最远距离（心搏距离）。测量流出道的直径计算横截面积，假定为横截面为圆形。横截面积与血流VTI的乘积即为SV。SV乘以HR即是CO。

（容量复苏、正性肌力药物）后，为检测其有效性，只需测量 VTI 的变化即可，因为心室流出道的横截面积是恒定的。可通过这一简单的方法估算心搏出量。

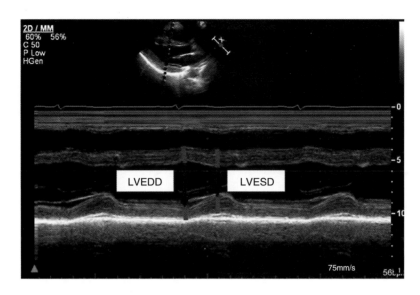

图5.3　经胸超声心动图M超模式(胸骨旁长轴切面)测量左心室内径。LVEDD, 左心室舒张末期内径;LVESD, 左心室收缩末期内径。

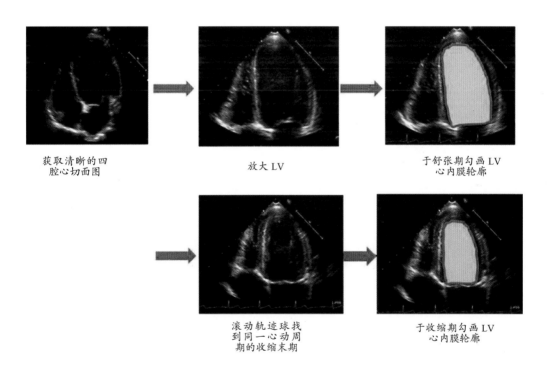

获取清晰的四腔心切面图　　放大 LV　　于舒张期勾画 LV 心内膜轮廓

滚动轨迹球找到同一心动周期的收缩末期　　于收缩期勾画 LV 心内膜轮廓

图5.4　通过Simpson法测量SV和LVEF, 主要根据收缩期和舒张期左心室的容积获得。注意要在两个垂直切面测量。

5.4　多普勒超声估算压力阶差

5.4.1　简化的伯努利方程

多普勒超声测得的血流速度和两个腔室间压力阶差之间的关系可通过能量守恒定律解释, 如能量损失、可忽略的摩擦以及加速现象等。一般通过简化的伯努利方程来计算压力, 其中P_1和P_2分别代表口径上游和下游的压力, V_1和V_2分别代表多普勒超声测得的口径上游和下游的血流速度[4]。

5.4.2　估算收缩期肺动脉压

简化的伯努利定律（如能量守恒定律）解释了多普勒超声测得的两个腔室之间的血流速度和压力阶差之间的关系：

$$P_1 - P_2 = 4\left(V_2^2 - V_1^2\right)$$

三尖瓣收缩期存在生理性反流时，可应用简化的伯努利定律估算三尖瓣开放时的跨瓣口压。测量收缩期三尖瓣口反流的血流速度，应用以下公式计算出三尖瓣口两侧的压力：

$$RVP - RAP = 4\left(V_{maxTR}\right)^2$$

其中，RVP 代表右心室压力，RAP 代表右心房压力，V_{maxTR} 代表三尖瓣反流的最大血流速度。收缩期肺动脉瓣开放时右心室压力与肺动脉压（PAP$_{收缩}$）非常接近（无肺动脉狭窄时）。由于右心室内的血流速度与反流的血流速度相比极小，因此基本忽略了右心室内的压力，简化的方程变为（图 5.5）：

$$PAP_{收缩} = 4\left(V_{maxTR}\right)^2 + RAP。$$

5.5　左心室充盈压评估

在舒张性心力衰竭及鉴别肺水肿原因（心源性肺水肿或炎症性肺水肿）时评价左心室充盈压很重要[5]。超声心动图可通过发现左房压增高提示心源性肺水肿。脉冲式多普勒可监测血流速度，其与多普勒窗两侧的压力阶差呈一定比例。将多普勒取样窗置于二尖瓣水平时，其监测到的血流速度反映左房与左心室之间的压力阶差[6]。当患者为窦性心律时，血流通过二尖瓣早期形成的峰称为"E 峰"，而仍有部分血液未通过二尖瓣，在心房排空期（舒张期）心房收缩使剩下的血液排出"心房射血"，这个过程通过二尖瓣的血流形成"A 峰"。生理上，早期充盈血量占左心室充盈量的 2/3。E 峰与 A 峰比值大于 1（图 5.6a）。当增加左心房压力时，E 峰速度随左心房与左心室间压力差增加而增大。此外，因为左心房与左心室之间的压力可快速达到平衡，E 峰减速时间（DT: 峰流速到基线之间的时间）很短。在这种情况下，由心房收缩导致的左心室充盈可使 E/A 下降[6]。TDE 在低血容量时增加，容量过多或右心室舒张功能障碍时减少。

将脉冲多普勒取样窗置于肺静脉与左心房之间，可评估肺静脉回流情况，其波形存在三个时相血流及一个小的心房收缩导致的反流波。然后出现两个前向收缩和舒张波。在正常健康人中，收缩波占主要部分。

另一种多普勒技术是应用组织多普勒评价二尖瓣环舒张期速度位移（图 5.6），这个方法可

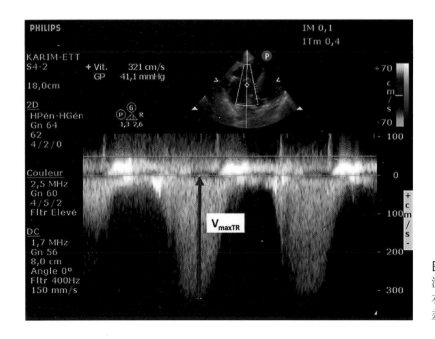

图5.5　通过简化的伯努利方程测量三尖瓣最大反流速度，估算右心室和右心房之间的压力阶差（经胸超声心动图）。

评估左心室长轴松弛性。选择低频组织多普勒超声(≤4MHz)，脉冲多普勒取样窗置于二尖瓣环处，宽度5~10mm，速度标尺设置为15~20cm/s。多普勒取样线尽可能通过二尖瓣环，有时需要微调。年轻人正常E峰速度为10~15cm/s，老年人(>70岁)为8cm/s，根据取样位置不同，在室间隔侧>8cm/s，游离壁侧>10cm/s。脉冲多普勒早期充盈所致"E峰"由舒张期容量状态及心肌功能决定，而二尖瓣环组织多普勒测得的E'峰仅由舒张期心肌功能决定，经常用E/E'评价左心房前负荷(容量状态)。随E/E'增加，左房压也相应增大[7]，但除外存在二尖瓣环钙化或二

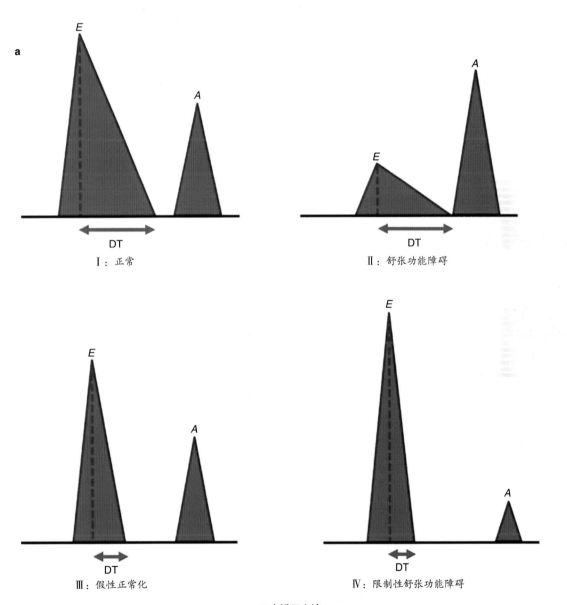

二尖瓣口血流

图5.6　二尖瓣口血流频谱。(a)与二尖瓣瓣环舒张速度；(b)评估左室舒张功能。I级为舒张功能正常，此时E/A>1。II级为舒张功能障碍，可见E峰降低，心房收缩增强而导致A峰升高，但此时组织多普勒示二尖瓣瓣环舒张速度仍然是减低的。III级为假性正常化，左心房压力升高，E峰流速假性正常，但其波形异于正常，E峰减速时间缩短(EDT<150ms)，等容舒张时间也相应缩短(IVRT<200ms)。此时，二尖瓣瓣环舒张速度仍然是减低的。IV级为限制性舒张功能障碍，最为严重。心室顺应性明显减低，左心房压力明显升高，导致E峰明显升高，EDT明显降低(EDT<100ms)。因为左心室舒张末无法扩张，左心房收缩几乎可忽略不计。此时，二尖瓣瓣环舒张速度非常低。(待续)

尖瓣病变[8]。这个指标的主要局限在于其通过评价左心室侧壁、室间隔或前壁长轴早期舒张功能来评价整个心脏的舒张功能。此外，这个指标无法评估左心室被动顺应性[9, 10]（图 5.6b）。

- 通过左心房面积法可测得左心房容积，后者大于37mL/m²提示左房压持续升高，其与左心室舒张功能障碍相关[11]，同时也是预后不良的指标。当左房容积大于37mL/m²时，死亡率、心力衰竭、房颤及缺血性卒中的发生率显著增加[12]。

5.6 右心室功能评估

由于右心室的前负荷和后负荷会随着呼吸变化，评价右心室功能时需在呼气末或在呼吸暂停时。与左心室不同，右心室的形态更复杂，不能用简单的几何图形描述，因此 RVEF 无法通过计算体积变化得出。此外，由于右心室室腔有许多肌小梁，心内膜轮廓很难模拟。最后，

文献报道的右心室相关数据都来自经胸超声心动图在患者自主呼吸时测得的，对于经食管超声心动图、正压机械通气的患者不适用。

右心室收缩功能是影响重症患者预后的一个重要因素，因此有必要全面评估右心室功能。右心室射血处于低血流阻力系统，因此右心室对于后负荷的突然增加很敏感，会导致室腔扩大及收缩功能下降。在急性肺动脉高压（肺栓塞、低氧性肺血管收缩或 ARDS）时，右心室会急性扩张。心包腔扩张能力有限，左右心室的容积是固定的，因此急性肺心病（ACP）时，右心室扩张会导致左心室受压，同时出现室间隔"矛盾运动"，即室间隔凸向左心室腔。矛盾运动的室间隔可导致左心室梗阻，使左心室心输出量下降，随之出现血压下降及血流动力学不稳定。超声诊断 ACP 的征象包括右心室扩张导致室间隔向左心室膨出压迫左心室（心室间相互作用）[13]。心室舒张末面积比（右心室/左心室）＞0.6 提示右心室扩张[14]（图 5.7）。

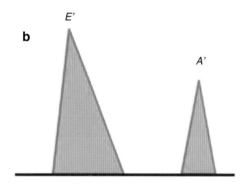

Ⅰ：正常

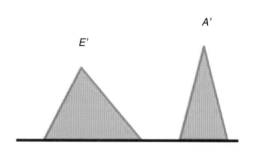

Ⅱ：舒张功能障碍

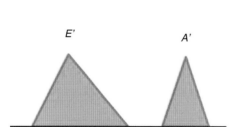

Ⅲ：假性正常化

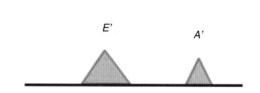

Ⅳ：限制性舒张功能障碍

二尖瓣瓣环速度

图5.6（续）

右心室流出道缩短率等于舒张期与收缩期长度差值除以舒张末长度，这个指标在个体间差异较大，临床使用具有很大的局限性。右心室流出道射血分数为舒张期与收缩期容积差值除以舒张末期容积。随着直径的减小，面积变化率在ICU中实用性差。短轴缩短率(FS)或面积变化率<0.3提示重度右心室功能衰竭，同时与围术期死亡率增加相关[15]。以上这些评估右心室功能的指标都被磁共振成像技术中FE测量方法证实有效[16-18]。

三尖瓣环收缩期位移(TAPSE)是游离壁侧的三尖瓣环在长轴上的位移[19](图5.8)。由于右

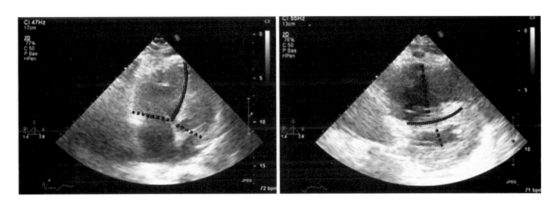

图5.7　急性肺栓塞所致急性肺心病患者经胸超声心动图，左图为心尖四腔心切面，右图为胸骨旁短轴切面。可见右心室显著扩大，RV/LV比值>0.6，伴有室间隔矛盾运动(实线部分所示)，左心室受压。

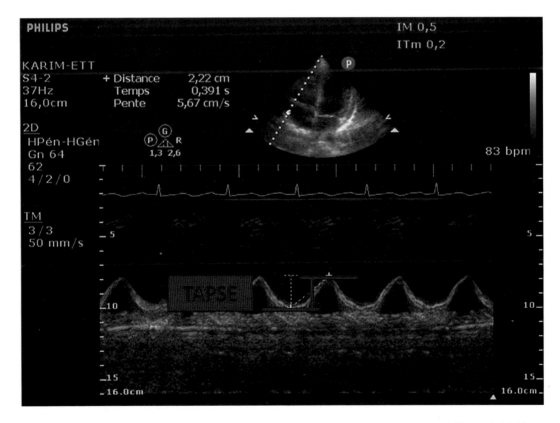

图5.8　三尖瓣环收缩期位移(TAPSE)。在经胸超声心动图心尖四腔心切面，M型超声模式，将取样线置于平行于游离壁的三尖瓣环处，描记其收缩期运动(cm)。

心室收缩主要表现为长轴缩短，因此 TAPSE 可以评估右心室收缩功能，大于 15mm 提示右心室收缩功能良好[20]。然而，这个指标存在两个缺点：可能会高估右心室功能（因为峰值部分可因室间隔及左心室收缩而形成）。与之不同，组织多普勒评价三尖瓣环收缩期速度可评估右心室收缩功能，这个指标可应用于经食管超声心动图及正压通气患者[22]。最大速度 < 7cm/s 与 EF 值 < 0.4 相关[7]。经食管超声心动图测得的最大速度比经胸超声心动图测得的速度低[23]。

三尖瓣环等容收缩期（ICT）的加速度是目前最可靠的指标，因为其受容量状态影响小。但组织多普勒需要较高的取样频率（即应变模式频率）[16, 17, 24]。基底部最大速度比心尖部最大速度更快，比左心室室壁速度明显快。

此外，评估心肌功能的 Tei 指数也应用于右心室功能的评估（图 5.9）。Tei 指数是 ICT 与射血期时间的比值[17]，Tei 指数 > 0.5 提示重度功能不全。也可以通过三尖瓣环的组织多普勒计算 Tei 指数。这个指数反映右心室长轴方向的收缩功能，可通过一个心动周期测得。

三尖瓣反流频谱加速斜率提示心室腔压力差异，可代表右心室等容收缩期时段的功能，这个指标与 dp/dt 等同，可用来评估右心室收缩功能[25]。

在临床过程中，由于右心室形态难以准确描绘，所以超声评估右心室功能准确性欠佳。因此，在评估右心室功能时，应综合分析以上指标、结合临床具体情况进行评估。不能根据单一指标指导临床治疗判断。右心力衰竭时，因右心室壁较薄会导致右心室扩张（图 5.10）。因此，除了右心室心肌梗死及大量心包积液，

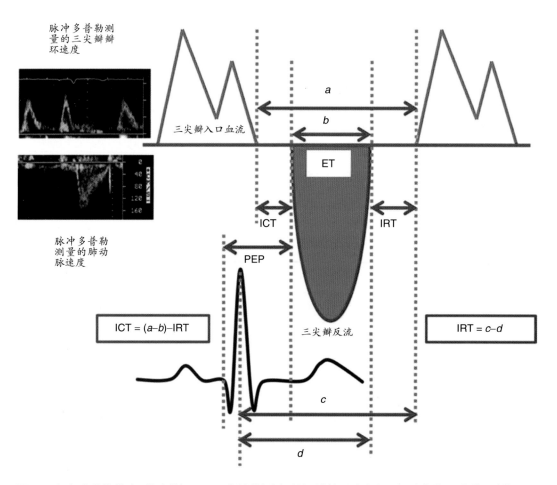

图5.9 组织多普勒模式，将取样框置于三尖瓣外侧瓣环处，计算反映右室心肌功能的Tei指数。计算方法为右心室等容收缩期（ICT）与等容舒张期时间（IRT）之和除以右心室射血时间（ET），如图所示：(a−b)/b，正常值为0.5。

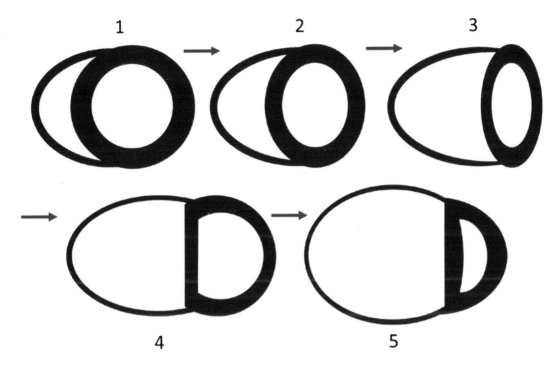

图5.10 右心室衰竭时，对左心室、室间隔的影响以及心室间相互作用示意图。1图代表正常左右心室结构；2图显示右心室开始扩张，室壁变薄；3图显示右心室继续扩张，右室壁变薄，室间隔变得扁平，左心室受压后容量减少；4图显示右心室明显扩张，右心室游离壁菲薄，室间隔直立变形；5图代表右心室衰竭，右心室极度扩张，室间隔矛盾运动并凸向左心室，导致左心室容量严重减少[17]。

右心室体积小可除外右心衰竭。评估右心室功能时长轴缩短率及游离壁增厚率是需要测定的指标。最后，值得注意的是评价右心室功能的金标准是磁共振成像[27, 28]。

（王慧 马军宇 译 胡才宝 段军 校）

参考文献

1. Beaulieu Y (2007) Bedside echocardiography in the assessment of the critically ill. Crit Care Med 35(5 Suppl):S235–S249. [Review]
2. Giraud R, Siegenthaler N, Tagan D, Bendjelid K (2011) Evaluation of skills required to practice advanced echocardiography in intensive care. Rev Med Suisse 7(282):413–416
3. Huntsman LL, Stewart DK, Barnes SR, Franklin SB, Colocousis JS, Hessel EA (1983) Noninvasive doppler determination of cardiac output in man. Clinical validation. Circulation 67(3):593–602
4. Lang RM, Tsang W, Weinert L, Mor-Avi V, Chandra S (2011) Valvular heart disease. The value of 3-dimensional echocardiography. J Am Coll Cardiol 58(19):1933–1944
5. Aurigemma GP, Gaasch WH (2004) Clinical practice. Diastolic heart failure. N Engl J Med 351(11): 1097–1105
6. Appleton CP, Hatle LK, Popp RL (1988) Relation of transmitral flow velocity patterns to left ventricular diastolic function: new insights from a combined hemodynamic and Doppler echocardiographic study. J Am Coll Cardiol 12(2):426–440
7. Skubas N (2009) Intraoperative Doppler tissue imaging is a valuable addition to cardiac anesthesiologists' armamentarium: a core review. Anesth Analg 108(1): 48–66
8. Nagueh SF, Appleton CP, Gillebert TC, Marino PN, Oh JK, Smiseth OA et al (2009) Recommendations for the evaluation of left ventricular diastolic function by echocardiography. Eur J Echocardiogr 10(2):165–193
9. Nagueh SF, Middleton KJ, Kopelen HA, Zoghbi WA, Quinones MA (1997) Doppler tissue imaging: a non-invasive technique for evaluation of left ventricular relaxation and estimation of filling pressures. J Am Coll Cardiol 30(6):1527–1533
10. Ommen SR, Nishimura RA, Appleton CP, Miller FA, Oh JK, Redfield MM et al (2000) Clinical utility of Doppler echocardiography and tissue Doppler imaging in the estimation of left ventricular filling pressures: a comparative simultaneous Doppler-catheterization study. Circulation 102(15):1788–1794
11. Pritchett AM, Mahoney DW, Jacobsen SJ, Rodeheffer RJ, Karon BL, Redfield MM (2005) Diastolic dysfunction and left atrial volume: a population-based study. J Am Coll Cardiol 45(1):87–92
12. Abhayaratna WP, Seward JB, Appleton CP, Douglas

PS, Oh JK, Tajik AJ et al (2006) Left atrial size: physiologic determinants and clinical applications. J Am Coll Cardiol 47(12):2357–2363

13. Vieillard-Baron A, Prin S, Chergui K, Dubourg O, Jardin F (2002) Echo-Doppler demonstration of acute cor pulmonale at the bedside in the medical intensive care unit. Am J Respir Crit Care Med 166(10):1310–1319

14. Jardin F, Dubourg O, Bourdarias JP (1997) Echocardiographic pattern of acute cor pulmonale. Chest 111(1):209–217

15. Maslow AD, Regan MM, Panzica P, Heindel S, Mashikian J, Comunale ME (2002) Precardiopulmonary bypass right ventricular function is associated with poor outcome after coronary artery bypass grafting in patients with severe left ventricular systolic dysfunction. Anesth Analg 95(6):1507–1518, table of contents

16. Haddad F, Couture P, Tousignant C, Denault AY (2009) The right ventricle in cardiac surgery, a perioperative perspective: I. Anatomy, physiology, and assessment. Anesth Analg 108(2):407–421

17. Haddad F, Doyle R, Murphy DJ, Hunt SA (2008) Right ventricular function in cardiovascular disease, part II: pathophysiology, clinical importance, and management of right ventricular failure. Circulation 117(13):1717–1731

18. Lang RM, Bierig M, Devereux RB, Flachskampf FA, Foster E, Pellikka PA et al (2006) Recommendations for chamber quantification. Eur J Echocardiogr 7(2):79–108

19. Hammarstrom E, Wranne B, Pinto FJ, Puryear J, Popp RL (1991) Tricuspid annular motion. J Am Soc Echocardiogr 4(2):131–139

20. Kaul S, Tei C, Hopkins JM, Shah PM (1984) Assessment of right ventricular function using two-dimensional echocardiography. Am Heart J 107(3):526–531

21. David JS, Tousignant CP, Bowry R (2006) Tricuspid annular velocity in patients undergoing cardiac operation using transesophageal echocardiography. J Am Soc Echocardiogr 19(3):329–334

22. Michaux I, Filipovic M, Skarvan K, Schneiter S, Schumann R, Zerkowski HR et al (2006) Effects of on-pump versus off-pump coronary artery bypass graft surgery on right ventricular function. J Thorac Cardiovasc Surg 131(6):1281–1288

23. Tunick PA, Kronzon I (2000) Atheromas of the thoracic aorta: clinical and therapeutic update. J Am Coll Cardiol 35(3):545–554

24. Vogel M, Schmidt MR, Kristiansen SB, Cheung M, White PA, Sorensen K et al (2002) Validation of myocardial acceleration during isovolumic contraction as a novel noninvasive index of right ventricular contractility: comparison with ventricular pressure-volume relations in an animal model. Circulation 105(14):1693–1699

25. Anconina J, Danchin N, Selton-Suty C, Isaaz K, Juilliere Y, Buffet P et al (1992) Measurement of right ventricular dP/dt. A simultaneous/comparative hemodynamic and Doppler echocardiographic study. Arch Mal Coeur Vaiss 85(9):1317–1321

26. Tei C, Nishimura RA, Seward JB, Tajik AJ (1997) Noninvasive Doppler-derived myocardial performance index: correlation with simultaneous measurements of cardiac catheterization measurements. J Am Soc Echocardiogr 10(2):169–178

27. Keenan NG, Pennell DJ (2007) CMR of ventricular function. Echocardiography 24(2):185–193

28. Maceira AM, Prasad SK, Khan M, Pennell DJ (2006) Reference right ventricular systolic and diastolic function normalized to age, gender and body surface area from steady-state free precession cardiovascular magnetic resonance. Eur Heart J 27(23):2879–2888

第**6**章 容量反应性动态指标

以前我们依据"补液试验"，通过有创 CO 监测及心内压力测定指导液体治疗[1]。现在，我们通过评估容量反应性指导扩容，这以 Starling 曲线为基础。例如，患者如处于 Starling 曲线的上升支，扩容后其 CO 将显著增加但充盈压无明显升高；如处于曲线的平台支，扩容后其充盈压将显著升高但 CO 无明显增加[2]。过去，没有预测容量反应性的指标，只能通过前负荷指标指导液体治疗，而这些都是"静态"指标。但是，在预测扩容后血流动力学获益方面[3, 4]，CVP 和 PAOP 并不比心室直径和心室面积测量更为可靠有效[5, 6]。虽然休克的患者（尚未进行液体复苏）前负荷低可以进行扩容，但现在并不推荐使用静态前负荷指标指导 ICU 内的液体治疗。因为，这一做法可能导致不恰当的静脉补液从而增加肺水肿、低氧血症、ARDS 的发生风险或使其恶化[7, 8]。

在过去的 10 年中，一种基于血流动力心肺交互作用的新方法逐渐发展起来[8]。机械通气吸气时通过提供高于肺和胸壁弹性回缩压的正压通气，使得肺容积发生变化。因为扩张的肺压迫胸壁及膈肌，肺容积增加使得胸膜腔内压（ITP）成比例增加。最终结果是，ITP 的周期性变化使 RAP 亦发生相应的周期性变化。

由于 RAP 是静脉回流的下游压力，正压通气肺扩张时 RAP 增加，会一过性降低压力阶差，使得右心室静脉回流减少，胸内血容量减少[9]。经过大约三个心动周期后，减少的血流到达左心室，如果左心室对前负荷变化有反应性，会出现排血量下降，这出现在呼气相[10]。这样通过观察机械通气时左心室的 SVV 或 PPV 就可以评估患者的容量反应性。30 年前的这一基础发现，现已被重新认识并作为一种功能血流动力学监测形式[11]，用来评估休克患者补液后 CO 是否会增加[12]。

原则上，在任何治疗措施前均应先评估扩容能否使患者获益。患者分为两类："有反应性者"，如果扩容 CO 会显著增加；"无反应性者"，补液并不能使血流动力学显著改善。SVV 和 PVV 是评价血流动力学参数在机械通气或被动抬腿时心肺交互作用变化的动态指标。

6.1　被动抬腿试验评估前负荷依赖

被动抬腿试验是评估是否需要扩容的方法之一（图 6.1）。

尤其适用于血流动力学参数随呼吸变异

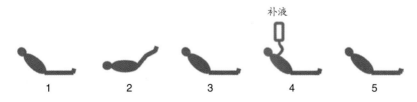

图6.1　被动抬腿试验示意图。这一操作过程中，需连续监测CO或其衍生参数（如ΔPP, SVV等）。（1）患者呈45°半卧位。（2）被动抬腿操作需通过调整床的位置进行；患者上身放平，下肢抬高45°。注意操作过程中胸腹平面与下肢间的角度不变。对比操作前与操作后CO及相关参数的数值。（3）患者回到半卧位。这时，如果患者"有容量反应性"，应予以补液（4）；否则试验终止于第3步。（5）试验结束，测定CO或相关参数评价扩容后效果。（Adapted from Monnet et al.[13]）

率无法准确预测患者容量反应性的情况。比如：应用小潮气量，存在心律失常或自主呼吸的患者。这一操作包括同时将患者的双下肢抬高45°以使下肢静脉血回流到胸腔内[14]。这使得右心室前负荷增加[15]，随之左心室前负荷亦增加[16, 17]，这一操作的效果类似于自体输血，模拟扩容后的效果。这一技术被麻醉师及急诊医师所熟知，因为它是用于低血容量患者的一项紧急操作。被动抬腿可以通过增加平均循环压来增加心脏前负荷[18]，通过被抬高下肢内血液的重力作用增加静脉回流驱动压。静脉血会从非张力血管流向张力血管。

在正压通气患者中这一现象会被放大，因为呼吸机提供的正压使血容量大部分位于胸腔及内脏静脉床，因此被动抬腿操作对于机械通气患者的影响就会比自主呼吸患者更为明显[19]。相比之下，这一操作对于 CO 影响的大小取决于下肢抬高的程度和前负荷储备量[20]。一些研究者测试了被动抬腿对于机械通气患者 SV 增加的影响[21]。这一操作 SV 的增加等同于给患者静脉输注了 300mL 生理盐水。相比之下，被动抬腿后 SV 无增加的患者输注同样体积的生理盐水后 SV 也无增加[21]。

被动抬腿试验现在用于评估患者的（容量反应性）前负荷反应性[13]。在同一研究中，作者发现被动抬腿会使充盈压改变，但当下肢恢复水平位后充盈压也回到基线数值。这一操作的优点之一在于避免了有害的液体输注。虽然最初被动抬腿试验是观察 SV 的变化，但其实同样可以检测脉压的变化。脉压变异与 SV 变异成正比，假设操作过程中动脉顺应性不变，那么被动抬腿后脉压增加就意味着 SV 也会增加，这样临床医师就可以判断患者具有容量反应性，扩容对患者可能有益。这一结论是在机械通气患者中得出的，在这类患者中脉压增加预示着患者有容量反应性[21]。但是，被动抬腿后 SV 变化和脉压变化的相关性并不理想。确实，这一研究中血压是通过桡动脉测量的，桡动脉脉压的变化并不能理想地反映主动脉水平测得的脉压的变化。SV 的变化，作为该操作的一部分，可以通过超声心动图[22]、经食管多普勒[13]或脉搏波形分析[23]等方法测得。

6.2 机械通气对血流动力学参数影响的应用

正压通气的使用引起跨肺压和胸腔压力周期性变化，使得反映右心和左心功能的血流动力学参数发生变化[2, 24]。呼吸变异越强，心脏的"前负荷反应性"越明显，扩容能够改变患者的血流动力学状态。在正压通气的呼吸周期中，正压导致胸腔内压增高，减少右心静脉回流和前负荷。当右心室有"前负荷反应性"，RVEF 会降低。同时，吸气时跨肺压增加会导致右心室后负荷增加，使得右心室搏出量下降。因此，这两方面相结合，同时胸腔压力对前负荷影响为主要作用[25, 26]，使得机械通气吸气相时与右心前负荷反应性相关的右心室搏出量下降[2]。通过降低右心室 SV，机械通气对左心室的影响延迟 3 ~ 4 个心动周期后发生，因为血液经过肺循环需要一定时间。右心室搏出量下降将影响随后的左心室充盈。所以，呼气相时左心室前负荷减少。因此，通过吸气相右心室搏出量减少引起的左心室射血量随呼吸变化可判断患者的容量反应性[27]。

6.2.1 收缩压呼吸变异率

呼吸暂停后测得的 SBP 作为参考值，这一方法用来计算一个呼吸周期中 SBP 最大值与最小值的差值[28]。由于呼吸过程中收缩压变异率（SPV）受多因素影响，以呼气末测得的 SBP 作为参考，测量被分为两个不同的部分（图 6.2）。Δup 部分等于这一呼吸周期中最大 SBP 与参考血压之差；Δdown 部分等于参考血压与这一呼吸周期中最小 SBP 之差。后者反映了吸气时静脉回流和右心室搏出量减少继发的呼气时左心室搏出量的减少，体现了前负荷反应性。

SPV 计算公式如下[29, 30]：

$$SPV(\%) = \frac{SBP_{max} - SBP_{min}}{(SBP_{max} + SBP_{min})/2} \times 100$$

Δdown 计算公式如下：

$$\Delta Down(\%) = \frac{SBP_{参考值} - SBP_{min}}{SBP_{参考值}} \times 100$$

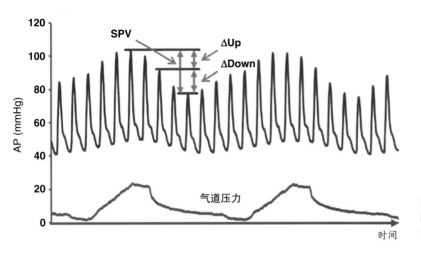

图6.2 正压机械通气引起血压随呼吸变异，Δ up，Δ down，SPV 的测量。

多项研究显示，这些参数是预测前负荷反应性的敏感指标[27, 31-34]。近期有临床研究[6, 35-37] 通过揭示低血容量程度，SPV 大小和 Δdown 数值间的关系证实了这一点。这些参数在预测液体反应性方面比 PAOP 或左心室舒张面积明显可靠。以 Δdown=4.5% 作为预测液体反应性阳性的阈值有预测价值。10mmHg 可作为 SPV 的阈值。最后，经液体反应性定量评估后扩容继发的 SV 增加与基线 Δdown 值显著相关。

6.2.2 脉压变异率（ΔPP）的测定

正压机械通气吸气相 PP 升高，呼吸相 PP 降低。因为 PP 与左心室搏出量直接相关，所以其变化只反映这部分容量随呼吸的变化。在低血容量的患者中，每次呼吸机送气时体循环静脉回流减少更为明显。结果，可以观察到因送气相时右心室搏出量下降，若干心动周期后呼气相肺静脉回流，左心室搏出量和 PP 随之下降。作为心肺交互作用的首个生理指标，ΔPP 已在临床实践中被验证可作为液体反应性的预测指标[33]（图 6.3）。ΔPP > 13% 能够可靠预测 500mL 液体扩容后 CO 显著增加[33]。其计算公式如下：

$$\Delta PP(\%) = \frac{PP_{max} - PP_{min}}{(PP_{max} + PP_{min})/2} \times 100$$

多项研究已证实 ΔPP 在不同类型患者中预测液体反应性的能力[6, 30, 31, 34-36, 38]。但是，这一参数的使用也存在许多局限性。必须是机械通气且无自主呼吸触发的患者，无心律失常，潮气量 > 8mL/kg 理想体重[39-42]。同时腹腔压力[43]、呼吸频率[39] 和右心室功能不全[24] 会影响 ΔPP 值。这很大程度上限制了临床上

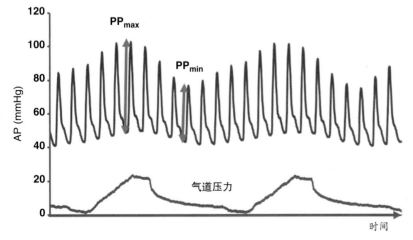

图6.3 正压机械通气且窦性心律患者脉压随呼吸的变异（ΔPP）的测量。

ΔPP 的使用，尤其对于需行保护性通气策略的 ARDS 患者（即，小潮气量 < 6mL/kg 理想体重）。

6.2.3 SVV的测定

超声心动图通过用多普勒法获得的 VTI 乘以 LVOT 面积测定每次心搏的左心室搏出量[44]。VTI 随呼吸变异的幅度与低血容量程度相关并且能够预测液体反应性[45]（图 6.4）。经食管多普勒可监测降主动脉血流量并使用类似参数来预测液体反应性[46]。用最大流速的变化反应左心室 SV 的变化具有相同的结果[5]。这些参数的阈值不应单独使用，而应与临床表现和整体血流动力学情况相结合。

动脉压力波形脉搏轮廓分析法是一种动态评估左心室 SV 的方法。这一方法需要放置动脉管路及包含特殊算法的检测设备。很多系统可以通过自动计算数秒内左心室 SV 的变异量来进行实时分析。SVV 的计算公式如下（图 6.5）：

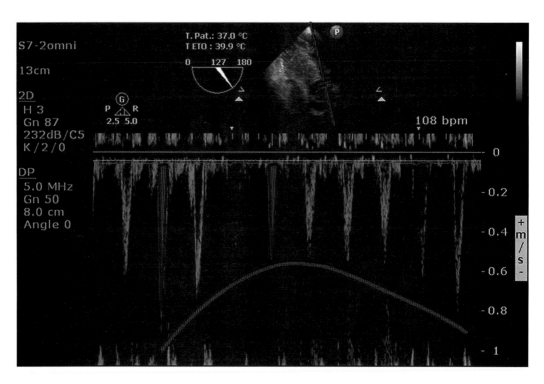

图6.4　经食管多普勒超声心动图。经胃127°角LVOT显示VTI随呼吸变异。

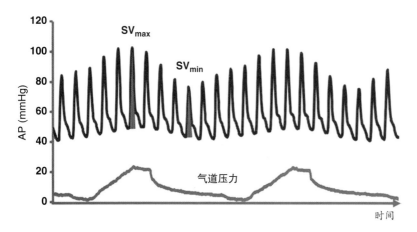

图6.5　正压机械通气且窦性心律患者SVV的测量。

$$SVV(\%) = \frac{SVL_{max} - SV_{min}}{(SV_{max} + SV_{min})/2} \times 100$$

与 ΔPP 一样，这些参数的使用也有其局限性，包括仅限用于机械通气无自主呼吸且窦性心律的患者。然而，已有新算法能够克服室性期前收缩的影响并较准确地预测液体反应性[47]。

6.2.4 脉搏波描记法

分析脉搏波描记曲线可以看到脉搏氧灌注随呼吸的变异，其与脉压随呼吸的变异相似[30, 48]（图 6.6）。脉搏波描记曲线参数包括脉搏氧波幅随呼吸变异（ΔPleth）和脉搏灌注变异指数（PVI）。ΔPleth 和 PVI 通过连续脉氧监测和下面的计算公式获得：

$$\Delta Pleph(\%) = \frac{Pleph_{max} - Pleph_{min}}{(Pleph_{max} + Pleph_{min})/2} \times 100$$

在多项研究中脉搏压力信号和"脉搏氧灌注"曲线显示了良好的相关性。它们间接无创地评估了 SV 随呼吸的变异，因此能够预测容量反应性[48, 49]。脉搏波描记法还能够通过被动抬腿试验检测前负荷反应性[50]。但是，这一方法虽然无创却也有其局限性。像其他 SVV 衍生参数一样，仅限于机械通气，心律规整的患者，而且由于缺乏小潮气量时预测液体反应性

的可靠阈值使用时需要有足够的潮气量[51]。

如患者有自主呼吸或心律失常，从其动脉压力波形得出的参数并不可靠[52]。这些情况下，脉搏波描记法与动脉波形分析的生理基础相同，故其相关参数也失去了预测价值。并无在心律失常患者中进行的脉搏氧灌注指数的研究。但是，有两项研究[53, 54]数据证实脉搏氧灌注指数在自主呼吸患者中使用有其局限性；在这些患者中，被动抬腿试验可用来预测液体反应性[55]。因基于无创脉氧监测，脉搏波描记法不需要置入动脉导管，能够比动脉压力曲线衍生参数更安全、更快速地评估前负荷反应性。但是，脉搏波描记信号质量主要取决于外周灌注[56]，低体温[57]、低 CO[58] 和血管加压素的使用会显著影响其波形质量。

使用去甲肾上腺素和增加外周血管张力尤其会降低脉搏波描记时的搏动组分，从而降低脉搏氧灌注指数的精确度。有观察性研究[59]显示，在接受去甲肾上腺素治疗的患者中，ΔPpleth/PVI 与 ΔPP 的相关性显著降低。最后，一项使用激光测速设备在危重患者中进行的研究显示，血管张力的自身周期性变化会导致描记的脉搏波信号的周期性震荡[60]。这些震荡与脉搏波的呼吸变异信号叠加会引起干扰，需要适当的信号处理将其消除[61]。另一个可能影响脉搏波描记法相关参数精确性的因

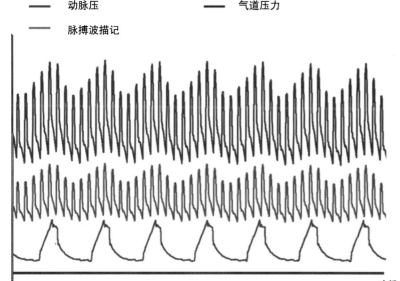

动脉压   气道压力

脉搏波描记

时间

图6.6 同时记录机械通气患者的动脉压、脉搏波形和呼吸曲线，脉搏波描记曲线显示明显的呼吸变异，表明前负荷依赖。

素是测定部位。在一项研究中[62]，当把探头放在前额或耳垂这些皮下血管相对不易出现交感介导的血管张力改变的部位时，PVI 预测液体反应性的精确性更高[63]。这说明与通常我们的做法不同，手指并不是监测脉搏灌注波形的最佳测定部位，尤其对于使用血管活性药的患者。

信号过滤也是限制脉搏波监测参数的一项重要技术。实际上，脉搏血氧仪主要被开发用于氧饱和度信号的监测而不是用于监测波形随机械通气的改变。特别是可根据带声变化动态改变过滤特点的自适应数字过滤器被用来消除脉氧信号带宽内的噪声。但是，过滤器进行调整会导致脉搏波波幅的改变从而干扰机械通气引起的波幅变化[64]。一项 meta 分析显示 PVI 和 ΔPpleth 的精确性无差异。类似的，直接评价 PVI/ΔPpleth 比值的唯一研究发现这两项参数无显著差别[65]。

6.2.5 下腔静脉呼吸变异率（ΔIVC）的测量

经胸超声心动图很容易检查 IVC，尤其是在剑突下切面[66]。测量 IVC 直径可以鉴别健康人与 RAP 高的患者[67]。Guyton 关于狗的静脉回流的著名研究显示，适当地降低 RAP 可以增加静脉回流但是过度降低则不能[18]。Guyton 认为，IVC 进入胸腔后塌陷且塌陷的血管不能向上游传递负压[18]。人类中首次证明这一现象是在一项急性重症哮喘的研究中[68]。

在健康自主呼吸人群中，胸腔压力周期性变化传递至右房腔会导致右心室前负荷周期性波动。通过增加吸气，吸气时 IVC 直径可减少 50%[66]。下腔静脉扩张时，其直径和压力关系曲线处于水平部。吸气时压力下降导致 IVC 直径随呼吸变异现象消失，例如在心包压塞时[69]或在严重的右心力衰竭时[70]。在正压通气患者中，吸气时胸膜腔压力增加，传导至心脏使静脉回流减少。结果是 IVC 直径相反的周期性变化，吸气时直径增加，呼气时减小。

下腔静脉扩张时其随呼吸变异消失，说明 RAP 增高（图 6.7）。正压通气患者只有当其 RAP 正常或偏低时，才能观察到 IVC 随呼吸变异。循环衰竭的患者，这一现象可在低血容量或有前负荷反应性时观察到。机械通气患者测量其 IVC 直径并不能准确预测 RAP[71]。但是，对于循环衰竭的机械通气患者，IVC 直径随呼吸变异消失提示如果进行扩容，90% 的患者可能无效[72]。

Feissel 等人在机械通气患者中使用 IVC 直径随呼吸变异度预测液体反应性。IVC 直径变异度的计算公式如下：

$$\Delta IVC(\%) = \frac{D_{IVCmax} - D_{IVCmin}}{(D_{IVCmax} + D_{IVCmin})/2} \times 100\%$$

用吸气相 IVC 直径增加 12% 预测患者有无容量反应性，其阳性预测值为 93%，阴性预测值为 92%[72]。这一结果显示该无创的动态参数可用以预测扩容治疗是否有益。另外，IVC 检查十分容易并不需要过多超声心动图的经验。其他团队已经证实了这一说法[73]。目前仍然未知的是：在腹腔高压的患者中 IVC 直径变化受限，那么这一参数是否也适用呢？

另一预见的现象是机械通气时肺周期性压迫右心房壁导致反流，而非三尖瓣原因引起。这种对右心房的压迫推动残余血液回流至 IVC，尤其在心脏收缩期三尖瓣关闭阻止血液顺流入右心室时[73]。这种血液反流是机械通气患者热稀释测量不准确的主要原因[74]。尽管如此，通过超声心动图测量下腔静脉提供了一项新的精确且较易获得的参数，用来评估机械通气患者和急性循环衰竭患者的容量反应性。

6.2.6 上腔静脉呼吸变异率（ΔSVC）的测量

通过经食管超声心动图可进行 SVC 超声测量[26]。为保持高度塌陷的血管开放，必须有高于其临界关闭压力的充盈压。在接受正压机械通气的患者中，吸气相导致 RAP 的升高小于周围压力（胸腔内压）的升高。因此，SVC 暴露于升高的胸腔压力下，类似 Starling 阻力器。因此，机械通气引起胸腔压力增高对 SVC 直径的影响主要取决于当时存于静脉血管内的血容量。

SVC "塌陷率"这一参数被提出，计算公式

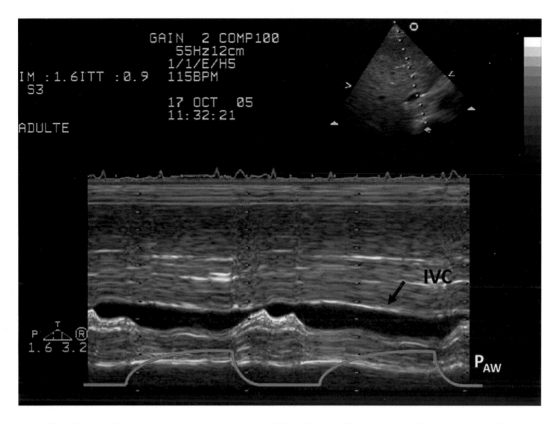

图6.7 经胸超声心动图剑突下切面以IVC为中心的M型超声显示，有前负荷反应性的机械通气患者基于气道压力 (Paw)的IVC呼吸变异(Adapted from Feissel et al.[72])。注意当患者处于机械通气状态时，IVC塌陷出现在呼气相，而当患者自主呼吸时，IVC塌陷出现在吸气相。

如下：

$$I_{塌陷}(\%) = \frac{D_{SVCmax} - D_{SVCmin}}{S_{SVCmax}} \times 100\% \quad {}^{[26]}$$

这一参数可预测急性循环衰竭的正压通气患者的液体反应性[26]。这一评估需使用多平面经食管超声心动探头通过长轴纵切面检查SVC(图 6.8)，记录二维图像并进行 M 型超声检查。在一项研究中，塌陷率 > 36% 预测的敏感性为 90%，特异性为 100%。扩容的阳性反应表现为 CO 明显增加[26]。

6.2.7　射血前期和心室射血时间的测量

心脏病学家经常使用收缩时间间期监测肥厚型心肌病、缺血性心脏病、瓣膜心脏病，高血压疾病和心肌功能相关药理作用[75]。测量可使用心音描记法、颈动脉搏动图(血流图)、

多普勒超声心动图或经食管多普勒[76]和心电图作为评估左心室功能的无创方法[77]。射血前期(PEP)，LVET 和 PEP/LVET 是最常用的收缩时间间期指标。在过去 20 年，作为无创血流动力学监测的一部分，也会使用经食管多普勒和心阻抗图评估这些心室收缩的不同时间和时期[76, 78]。

PEP 是心室去极化(QRS 波起始)至左心室开始射血(主动脉瓣开放)的时间[79]。这一时间间期取决于前负荷、后负荷和左心室收缩力[80]。健康人 PEP 正常范围约为 100ms[81]，有证据显示心率似乎并不是 PEP 值主要影响因素[80]。

LVET 对应左心室将血液射入主动脉的收缩时间间期，特征是主动脉瓣开－关周期[80]。主动脉瓣关闭(主动脉瓣听诊区第二心音)的时间可通过心音描记图或超声心动图确定。这一时间间期取决于 SV[82]。健康成人正常范围是 (292±18) ms[81]。该值与 HR 成反比，HR

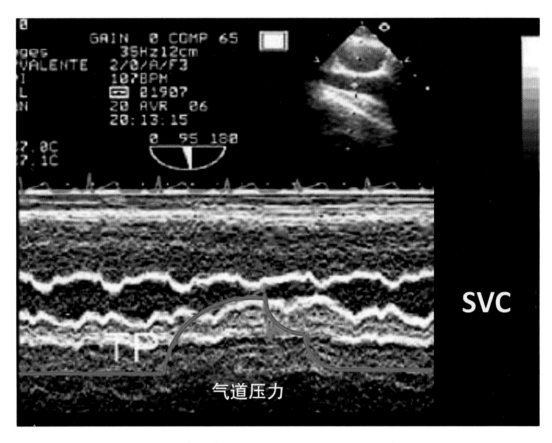

图6.8　有容量反应性的机械通气患者，使用多平面经食管探头以SVC为中心90°方向行M型超声检查，显示SVC随呼吸变异（Adapted from Vieillard-Baron et al.[26]）。有容量反应性患者机械通气时出现SVC塌陷。

增快 SV 下降[82]。PEP/ET 比值是反映左心室功能的可靠参数[80]。事实上，在心功能异常情况下，PEP 增加，ET 下降[80]。因此，收缩功能减低时 PEP/LVET 比值升高。健康成人该比值正常范围是 0.37±0.03[81]。这一比值与评估左心室功能的其他各项指标之间有很好的相关性[75, 83, 84]。

在 ICU，所有患者都有持续的 ECG 监测，并且几乎全部有动脉置管进行连续血压测量。那么可以同步记录血压波形和心电图来测量 PEP[85]。PEP 在桡动脉测量是 ECG 的 Q 波或 R 波和到动脉波形升支起点之间的时间[85]（图 6.9）。有研究显示，当前负荷增加时 PEP 下降[79]；SV 升高时，PEP 下降[86]。另外，各种人体实验显示扩容 PEP 下降与 SV 升高相关[87]，并且机械通气增加 PEP 是因为降低静脉回流致使左心室 SV 减少[88]。机械通气患者 PEP 呼吸变异率（ΔPEP）研究显示，当患者有前负荷反

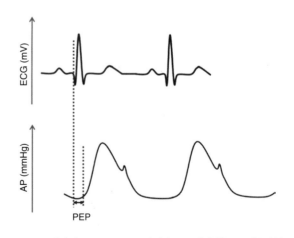

图6.9　同时记录ECG和有创血压（动脉血压）测量PEP。间期测量从心室去极化电信号（Q波）开始至动脉血压开始上升。

应性时，PEP 在吸气时缩短，呼气时延长[85]。ΔPEP 计算公式如下：

$$\Delta \mathrm{PEP}(\%) = \frac{\mathrm{PEP}_{max} - \mathrm{PEP}_{min}}{\left(\mathrm{PEP}_{max} + \mathrm{PEP}_{min}\right)/2} \times 100$$

一项研究显示，ΔPEP 是预测液体反应性的动态指标[85]。应用相同原理使用脉氧曲线替代血压信号，研究显示 ΔPEP > 4% 预测液体反应性阳性的敏感性为 100%，特异性为 67%[89]。

（谭梅美　张根生　译　　江荣林　吴晨方　校）

参考文献

1. Vincent JL, Weil MH (2006) Fluid challenge revisited. Crit Care Med 34(5):1333–1337
2. Michard F, Teboul JL (2000) Using heart-lung interactions to assess fluid responsiveness during mechanical ventilation. Crit Care 4(5):282–289
3. Michard F, Teboul JL (2002) Predicting fluid responsiveness in ICU patients: a critical analysis of the evidence. Chest 121(6):2000–2008
4. Osman D, Ridel C, Ray P, Monnet X, Anguel N, Richard C et al (2007) Cardiac filling pressures are not appropriate to predict hemodynamic response to volume challenge. Crit Care Med 35(1):64–68
5. Feissel M, Michard F, Mangin I, Ruyer O, Faller JP, Teboul JL (2001) Respiratory changes in aortic blood velocity as an indicator of fluid responsiveness in ventilated patients with septic shock. Chest 119(3):867–873
6. Tavernier B, Makhotine O, Lebuffe G, Dupont J, Scherpereel P (1998) Systolic pressure variation as a guide to fluid therapy in patients with sepsis-induced hypotension. Anesthesiology 89(6):1313–1321
7. Monnet X, Teboul JL (2006) Invasive measures of left ventricular preload. Curr Opin Crit Care 12(3):235–240
8. Teboul JL (2005) SRLF experts recommendations: indicators of volume resuscitation during circulatory failure. Ann Fr Anesth Reanim 24(5):568–576; quiz 77–81
9. Pinsky MR (1984) Determinants of pulmonary arterial flow variation during respiration. J Appl Physiol Respir Environ Exerc Physiol 56(5):1237–1245
10. Wallis TW, Robotham JL, Compean R, Kindred MK (1983) Mechanical heart-lung interaction with positive end-expiratory pressure. J Appl Physiol Respir Environ Exerc Physiol 54(4):1039–1047
11. Garcia X, Pinsky MR (2011) Clinical applicability of functional hemodynamic monitoring. Ann Intensive Care 1:35
12. Marik PE, Monnet X, Teboul JL (2011) Hemodynamic parameters to guide fluid therapy. Ann Intensive Care 1(1):1
13. Monnet X, Rienzo M, Osman D, Anguel N, Richard C, Pinsky MR et al (2006) Passive leg raising predicts fluid responsiveness in the critically ill. Crit Care Med 34(5):1402–1407
14. Reich DL, Konstadt SN, Raissi S, Hubbard M, Thys DM (1989) Trendelenburg position and passive leg raising do not significantly improve cardiopulmonary performance in the anesthetized patient with coronary artery disease. Crit Care Med 17(4):313–317
15. Thomas M, Shillingford J (1965) The circulatory response to a standard postural change in ischaemic heart disease. Br Heart J 27:17–27
16. Rocha P, Lemaigre D, Leroy M, Desfonds P, De Zuttere D, Liot F (1987) Nitroglycerin-induced decrease of carbon monoxide diffusion capacity in acute myocardial infarction reversed by elevating legs. Crit Care Med 15(2):131–133
17. Takagi S, Yokota M, Iwase M, Yoshida J, Hayashi H, Sotobata I et al (1989) The important role of left ventricular relaxation and left atrial pressure in the left ventricular filling velocity profile. Am Heart J 118(5 Pt 1):954–962
18. Guyton AC, Lindsey AW, Abernathy B, Richardson T (1957) Venous return at various right atrial pressures and the normal venous return curve. Am J Physiol 189(3):609–615
19. Chihara E, Hashimoto S, Kinoshita T, Hirose M, Tanaka Y, Morimoto T (1992) Elevated mean systemic filling pressure due to intermittent positive-pressure ventilation. Am J Physiol 262(4 Pt 2): H1116–H1121
20. Wong DH, Tremper KK, Zaccari J, Hajduczek J, Konchigeri HN, Hufstedler SM (1988) Acute cardiovascular response to passive leg raising. Crit Care Med 16(2):123–125
21. Boulain T, Achard JM, Teboul JL, Richard C, Perrotin D, Ginies G (2002) Changes in BP induced by passive leg raising predict response to fluid loading in critically ill patients. Chest 121(4):1245–1252
22. Lafanechere A, Pene F, Goulenok C, Delahaye A, Mallet V, Choukroun G et al (2006) Changes in aortic blood flow induced by passive leg raising predict fluid responsiveness in critically ill patients. Crit Care 10(5):R132
23. Biais M, Vidil L, Sarrabay P, Cottenceau V, Revel P, Sztark F (2009) Changes in stroke volume induced by passive leg raising in spontaneously breathing patients: comparison between echocardiography and Vigileo/FloTrac device. Crit Care 13(6):R195
24. Vieillard-Baron A, Chergui K, Augarde R, Prin S, Page B, Beauchet A et al (2003) Cyclic changes in arterial pulse during respiratory support revisited by Doppler echocardiography. Am J Respir Crit Care Med 168(6):671–676
25. Vieillard-Baron A, Augarde R, Prin S, Page B, Beauchet A, Jardin F (2001) Influence of superior vena caval zone condition on cyclic changes in right ventricular outflow during respiratory support. Anesthesiology 95(5):1083–1088 [Clinical Trial]
26. Vieillard-Baron A, Chergui K, Rabiller A, Peyrouset O, Page B, Beauchet A et al (2004) Superior vena caval collapsibility as a gauge of volume status in ventilated septic patients. Intensive Care Med 30(9):1734–1739 [Clinical Trial]
27. Perel A, Pizov R, Cotev S (1987) Systolic blood pressure variation is a sensitive indicator of hypovolemia in ventilated dogs subjected to graded hemorrhage. Anesthesiology 67(4):498–502
28. Perel A, Pizov R, Cotev S (2014) Respiratory varia-

tions in the arterial pressure during mechanical ventilation reflect volume status and fluid responsiveness. Intensive Care Med 40(6):798–807

29. Goedje O, Hoeke K, Lichtwarck-Aschoff M, Faltchauser A, Lamm P, Reichart B (1999) Continuous cardiac output by femoral arterial thermodilution calibrated pulse contour analysis: comparison with pulmonary arterial thermodilution. Crit Care Med 27(11):2407–2412 [Comparative Study]

30. Michard F, Boussat S, Chemla D, Anguel N, Mercat A, Lecarpentier Y et al (2000) Relation between respiratory changes in arterial pulse pressure and fluid responsiveness in septic patients with acute circulatory failure. Am J Respir Crit Care Med 162(1):134–138

31. Pizov R, Cohen M, Weiss Y, Segal E, Cotev S, Perel A (1996) Positive end-expiratory pressure-induced hemodynamic changes are reflected in the arterial pressure waveform. Crit Care Med 24(8):1381–1387

32. Pizov R, Ya'ari Y, Perel A (1988) Systolic pressure variation is greater during hemorrhage than during sodium nitroprusside-induced hypotension in ventilated dogs. Anesth Analg 67(2):170–174

33. Pizov R, Ya'ari Y, Perel A (1989) The arterial pressure waveform during acute ventricular failure and synchronized external chest compression. Anesth Analg 68(2):150–156

34. Szold A, Pizov R, Segal E, Perel A (1989) The effect of tidal volume and intravascular volume state on systolic pressure variation in ventilated dogs. Intensive Care Med 15(6):368–371

35. Coriat P, Vrillon M, Perel A, Baron JF, Le Bret F, Saada M et al (1994) A comparison of systolic blood pressure variations and echocardiographic estimates of end-diastolic left ventricular size in patients after aortic surgery. Anesth Analg 78(1):46–53

36. Perel A (1998) Assessing fluid responsiveness by the systolic pressure variation in mechanically ventilated patients. Systolic pressure variation as a guide to fluid therapy in patients with sepsis-induced hypotension. Anesthesiology 89(6):1309–1310

37. Stoneham MD (1999) Less is more ... using systolic pressure variation to assess hypovolaemia. Br J Anaesth 83(4):550–551

38. Michard F, Chemla D, Richard C, Wysocki M, Pinsky MR, Lecarpentier Y et al (1999) Clinical use of respiratory changes in arterial pulse pressure to monitor the hemodynamic effects of PEEP. Am J Respir Crit Care Med 159(3):935–939

39. De Backer D, Taccone FS, Holsten R, Ibrahimi F, Vincent JL (2009) Influence of respiratory rate on stroke volume variation in mechanically ventilated patients. Anesthesiology 110(5):1092–1097

40. Kim HK, Pinsky MR (2008) Effect of tidal volume, sampling duration, and cardiac contractility on pulse pressure and stroke volume variation during positive-pressure ventilation. Crit Care Med 36(10):2858–2862 [Comparative Study Research Support, NIH, Extramural]

41. Muller L, Louart G, Bousquet PJ, Candela D, Zoric L, de La Coussaye JE et al (2010) The influence of the airway driving pressure on pulsed pressure variation as a predictor of fluid responsiveness. Intensive Care Med 36(3):496–503

42. Vistisen ST, Koefoed-Nielsen J, Larsson A (2010) Should dynamic parameters for prediction of fluid responsiveness be indexed to the tidal volume? Acta Anaesthesiol Scand 54(2):191–198 [Comparative Study Research Support, Non-US Gov't]

43. Duperret S, Lhuillier F, Piriou V, Vivier E, Metton O, Branche P et al (2007) Increased intra-abdominal pressure affects respiratory variations in arterial pressure in normovolaemic and hypovolaemic mechanically ventilated healthy pigs. Intensive Care Med 33(1):163–171

44. Huntsman LL, Stewart DK, Barnes SR, Franklin SB, Colocousis JS, Hessel EA (1983) Noninvasive Doppler determination of cardiac output in man. Clin Valid Circ 67(3):593–602

45. Slama M, Masson H, Teboul JL, Arnout ML, Susic D, Frohlich E et al (2002) Respiratory variations of aortic VTI: a new index of hypovolemia and fluid responsiveness. Am J Physiol Heart Circ Physiol 283(4):H1729–H1733

46. Monnet X, Rienzo M, Osman D, Anguel N, Richard C, Pinsky MR et al (2005) Esophageal Doppler monitoring predicts fluid responsiveness in critically ill ventilated patients. Intensive Care Med 31(9):1195–1201

47. Cannesson M, Tran NP, Cho M, Hatib F, Michard F (2012) Predicting fluid responsiveness with stroke volume variation despite multiple extrasystoles. Crit Care Med 40(1):193–198

48. Cannesson M, Besnard C, Durand PG, Bohe J, Jacques D (2005) Relation between respiratory variations in pulse oximetry plethysmographic waveform amplitude and arterial pulse pressure in ventilated patients. Crit Care 9(5):R562–R568

49. Feissel M, Teboul JL, Merlani P, Badie J, Faller JP, Bendjelid K (2007) Plethysmographic dynamic indices predict fluid responsiveness in septic ventilated patients. Intensive Care Med 33(6):993–999

50. Cannesson M, Desebbe O, Hachemi M, Jacques D, Bastien O, Lehot JJ (2007) Respiratory variations in pulse oximeter waveform amplitude are influenced by venous return in mechanically ventilated patients under general anaesthesia. Eur J Anaesthesiol 24(3):245–251 [Clinical Trial]

51. Monnet X, Lamia B, Teboul JL (2005) Pulse oximeter as a sensor of fluid responsiveness: do we have our finger on the best solution? Crit Care 9(5):429–430

52. Heenen S, De Backer D, Vincent JL (2006) How can the response to volume expansion in patients with spontaneous respiratory movements be predicted? Crit Care 10(4):R102

53. Delerme S, Castro S, Freund Y, Nazeyrollas P, Josse MO, Madonna-Py B et al (2010) Relation between pulse oximetry plethysmographic waveform amplitude induced by passive leg raising and cardiac index in spontaneously breathing subjects. Am J Emerg Med 28(4):505–510

54. Keller G, Cassar E, Desebbe O, Lehot JJ, Cannesson M (2008) Ability of pleth variability index to detect hemodynamic changes induced by passive leg raising in spontaneously breathing volunteers. Crit Care 12(2):R37

55. Cavallaro F, Sandroni C, Marano C, La Torre G, Mannocci A, De Waure C et al (2010) Diagnostic accuracy of passive leg raising for prediction of fluid

responsiveness in adults: systematic review and meta-analysis of clinical studies. Intensive Care Med 36(9):1475–1483

56. Broch O, Bein B, Gruenewald M, Hocker J, Schottler J, Meybohm P et al (2011) Accuracy of the pleth variability index to predict fluid responsiveness depends on the perfusion index. Acta Anaesthesiol Scand 55(6):686–693

57. Yamaura K, Irita K, Kandabashi T, Tohyama K, Takahashi S (2007) Evaluation of finger and forehead pulse oximeters during mild hypothermic cardiopulmonary bypass. J Clin Monit Comput 21(4):249–252

58. Antonelli M, Levy M, Andrews PJ, Chastre J, Hudson LD, Manthous C et al (2007) Hemodynamic monitoring in shock and implications for management. International Consensus Conference, Paris, France, 27–28 April 2006. Intensive Care Med 33(4): 575–590

59. Biais M, Cottenceau V, Petit L, Masson F, Cochard JF, Sztark F (2011) Impact of norepinephrine on the relationship between pleth variability index and pulse pressure variations in ICU adult patients. Crit Care 15(4):R168

60. Landsverk SA, Hoiseth LO, Kvandal P, Hisdal J, Skare O, Kirkeboen KA (2008) Poor agreement between respiratory variations in pulse oximetry photoplethysmographic waveform amplitude and pulse pressure in intensive care unit patients. Anesthesiology 109(5):849–855

61. Cannesson M, Awad AA, Shelley K (2009) Oscillations in the plethysmographic waveform amplitude: phenomenon hides behind artifacts. Anesthesiology 111(1):206–207; author reply 7–8

62. Desgranges FP, Desebbe O, Ghazouani A, Gilbert K, Keller G, Chiari P et al (2011) Influence of the site of measurement on the ability of plethysmographic variability index to predict fluid responsiveness. Br J Anaesth 107(3):329–335

63. Awad AA, Ghobashy MA, Ouda W, Stout RG, Silverman DG, Shelley KH (2001) Different responses of ear and finger pulse oximeter wave form to cold pressor test. Anesth Analg 92(6):1483–1486

64. Bendjelid K (2008) The pulse oximetry plethysmographic curve revisited. Curr Opin Crit Care 14(3): 348–353

65. Cannesson M, Desebbe O, Rosamel P, Delannoy B, Robin J, Bastien O et al (2008) Pleth variability index to monitor the respiratory variations in the pulse oximeter plethysmographic waveform amplitude and predict fluid responsiveness in the operating theatre. Br J Anaesth 101(2):200–206

66. Mintz GS, Kotler MN, Parry WR, Iskandrian AS, Kane SA (1981) Reat-time inferior vena caval ultrasonography: normal and abnormal findings and its use in assessing right-heart function. Circulation 64(5): 1018–1025

67. Nakao S, Come PC, McKay RG, Ransil BJ (1987) Effects of positional changes on inferior vena caval size and dynamics and correlations with right-sided cardiac pressure. Am J Cardiol 59(1):125–132 [Research Support, US Gov't, PHS]

68. Jardin F, Farcot JC, Boisante L, Prost JF, Gueret P, Bourdarias JP (1982) Mechanism of paradoxic pulse in bronchial asthma. Circulation 66(4):887–894 [Research Support, Non-US Gov't]

69. Himelman RB, Kircher B, Rockey DC, Schiller NB (1988) Inferior vena cava plethora with blunted respiratory response: a sensitive echocardiographic sign of cardiac tamponade. J Am Coll Cardiol 12(6):1470–1477 [Research Support, US Gov't, PHS]

70. Moreno FL, Hagan AD, Holmen JR, Pryor TA, Strickland RD, Castle CH (1984) Evaluation of size and dynamics of the inferior vena cava as an index of right-sided cardiac function. Am J Cardiol 53(4): 579–585

71. Jue J, Chung W, Schiller NB (1992) Does inferior vena cava size predict right atrial pressures in patients receiving mechanical ventilation? J Am Soc Echocardiogr 5(6):613–619

72. Feissel M, Michard F, Faller JP, Teboul JL (2004) The respiratory variation in inferior vena cava diameter as a guide to fluid therapy. Intensive Care Med 30(9):1834–1837

73. Barbier C, Loubieres Y, Schmit C, Hayon J, Ricome JL, Jardin F et al (2004) Respiratory changes in inferior vena cava diameter are helpful in predicting fluid responsiveness in ventilated septic patients. Intensive Care Med 30(9):1740–1746

74. Jullien T, Valtier B, Hongnat JM, Dubourg O, Bourdarias JP, Jardin F (1995) Incidence of tricuspid regurgitation and vena caval backward flow in mechanically ventilated patients. A color Doppler and contrast echocardiographic study. Chest 107(2):488–493 [Research Support, Non-US Gov't]

75. Weissler AM (1987) The systolic time intervals and risk stratification after acute myocardial infarction. J Am Coll Cardiol 9(1):161–162

76. Singer M, Allen MJ, Webb AR, Bennett ED (1991) Effects of alterations in left ventricular filling, contractility, and systemic vascular resistance on the ascending aortic blood velocity waveform of normal subjects. Crit Care Med 19(9):1138–1145

77. Weissler AM, Harris WS, Schoenfeld CD (1969) Bedside technics for the evaluation of ventricular function in man. Am J Cardiol 23(4):577–583

78. Tournadre JP, Muchada R, Lansiaux S, Chassard D (1999) Measurements of systolic time intervals using a transoesophageal pulsed echo-Doppler. Br J Anaesth 83(4):630–636

79. Weissler AM (1977) Current concepts in cardiology. Systolic-time intervals. N Engl J Med 296(6): 321–324

80. Boudoulas H (1990) Systolic time intervals. Eur Heart J 11(Suppl I):93–104 [Review]

81. Mertens HM, Mannebach H, Trieb G, Gleichmann U (1981) Influence of heart rate on systolic time intervals: effects of atrial pacing versus dynamic exercise. Clin Cardiol 4(1):22–27

82. Ferro G, Ricciardelli B, Sacca L, Chiariello M, Volpe M, Tari MG et al (1980) Relationship between systolic time intervals and heart rate during atrial or ventricular pacing in normal subjects. Jpn Heart J 21(6):765–771 [Research Support, Non-US Gov't]

83. Hamada M, Ito T, Hiwada K, Kokubu T, Genda A, Takeda R (1991) Characteristics of systolic time intervals in patients with pheochromocytoma. Jpn Circ J 55(5):417–426

84. Shoemaker WC, Wo CC, Bishop MH, Appel PL, Van

de Water JM, Harrington GR et al (1994) Multicenter trial of a new thoracic electrical bioimpedance device for cardiac output estimation. Crit Care Med 22(12):1907–1912 [Clinical Trial Comparative Study Multicenter Study Research Support, US Gov't, PHS]

85. Bendjelid K, Suter PM, Romand JA (2004) The respiratory change in preejection period: a new method to predict fluid responsiveness. J Appl Physiol 96(1):337–342

86. Wallace AG, Mitchell JH, Skinner NS, Sarnoff SJ (1963) Duration of the phases of left ventricular systole. Circ Res 12:611–619

87. Matsuno Y, Morioka S, Murakami Y, Kobayashi S, Moriyama K (1988) Mechanism of prolongation of pre-ejection period in the hypertrophied left ventricle with normal systolic function in unanesthetized hypertensive dogs. Clin Cardiol 11(10):702–706

88. Brundin T, Hedenstierna G, McCarthy G (1976) Effect of intermittent positive pressure ventilation on cardiac systolic time intervals. Acta Anaesthesiol Scand 20(4):278–284

89. Feissel M, Badie J, Merlani PG, Faller JP, Bendjelid K (2005) Pre-ejection period variations predict the fluid responsiveness of septic ventilated patients. Crit Care Med 33(11):2534–2539

第 7 章 展望

ICU 的血流动力学越来越受重视。一方面，科技的发展不断为临床医师提供新的工具，从使用方法和限制来验证其作用。另一方面，研究人员正试图找到新的指标，可以取代有创的不连续的 CO 以及预测休克患者对液体复苏的反应。在本书中，作者提出了各种可用于血流动力学检测的技术，每种技术均有其优点和局限性。多年来，已经有多种监护设备用于测量各种参数，并且相比经典的肺动脉漂浮导管创伤更小。然而，CO 仍然是最重要的血流动力学变量和指标。

我们对不同血流动力学监测装置测量各种参数的能力进行了综述。目前最可靠的测量 CO 的方法仍是有创的技术：肺动脉导管和跨肺热稀释法。跨肺热稀释法比肺动脉导管更受欢迎。尽管如此，PAC 仍在使用，尤其是在学术中心。另一方面，超声心动图是一种无创性技术，既准确，重复性也好。事实上，它可以测量 CO，评估前负荷和心脏血管的解剖结构以及心包情况；其他技术都无法具有这些性能。然而，这种技术有两个主要问题：①需要先进的学习曲线；②无法持续监测，并且在 ICU 很难实现[1, 2]。

引入新的微创技术可以简化医疗决策，看似更具吸引力。除了 SV 和 CO，血流动力学监测设备还可以提供很多血流动力学指标（表 7.1），包括静态前负荷变量、功能性血流动力学变量和持续中心静脉血氧饱和度（ScvO₂）。然而，这些无创的监测 CO 的方法不能被滥用，重症监护医师必须经过系统的培训，并且正确地用于患者。例如，这些微创设备对患者的 CO 进行连续、可靠的检测更适用于未接受儿茶酚胺治疗的患者[3]。相反，当患者使用了高剂量血管升压素治疗时，这些设备不够准确[4, 5]。使用者必须知道每个设备所固有的局限性。因此，应该选用最合适的设备来收集所需的数据，以确定合适的治疗目标[6]。

目前使用微创的监测设备已成为一个趋势[7]。尽管这些工具可以简化血流动力学计算，但仍然有一定的局限性，如使用不当，会出现错误的结果，从而制订了错误的治疗决策。在临床实践中使用新技术需要考虑一些问题。首先，新技术应用于临床前，应与临床上已经认可的"金标准"进行比较。可惜的是，现在并没有关于 CO 测量的"金标准"。通常，肺动脉热稀释法（冰水混合技术）是公认的临床参考标准，并且在绝大多数研究中也作为参考标准。然而，这项技术有其局限性，会导致错误的结果。此外，标准化验证依赖于患者的临床状况，很少能实现定量的测量和心率变化的感应。

第二，Bland-Altman 分析成为了与已有参考技术比较 CO 测量的标准统计方法[8]；然而，偏倚和一致性的限制很多时候并不容易解释。最近，Lester Critchley 提出了误差百分比计算的概念，并且现在被用于大多数验证性研究中[9-11]。CO 的测量误差阈值在 30% 以内均在可接受的范围内，并且有一定的参考价值。最近，一项汇集了所有可用的微创测量技术的 Meta 分析对此阈值提出了质疑[10]。现在对于临床可接受的误差百分比的阈值仍存争议。因此，在未来，临床医师和研究人员都必须能够应用统计程序来验证新技术，如最近提出"极坐标图"来进行一致性分析[12]。一致性仅仅是一个粗略的趋势的估计，例如，两种技术测量 CO 的变化趋势相同，然而，极坐标图分析是一种更精确的方法，可以进行量化分析，类似于 Bland-Altman 分析。

考虑到不同技术测量 CO 的技术特点和典型的限制，显然没有一项单一的技术可以满足所有的临床需求。市面上可见到的不同的血流动力学监测设备均有其优缺点（表 7.1 和表 7.2）。因此，面对一个典型的患者，我们可以综

表 7.1 目前已有的 CO 监测及其优缺点

技术	系统	有创性	机制	优势	缺点	研究成果
肺动脉导管	Vigilance	+++	热稀释法	CO 监测的金标准；可测量肺动脉压和混合静脉氧饱和度	缺多液体反应动力学指标；几分钟才可得到一次 CO 数据	—
校准脉冲轮廓分析	PiCCO₂	++	跨肺热稀释 + 脉冲轮廓分析	连续 CO 监测；中心静脉氧饱和度；准确性佳	有创方法；需要特殊的股动脉导管	0
	Volume View	+	跨肺热稀释 + 脉冲轮廓分析	连续 CO 监测；中心静脉氧饱和度；准确性佳	有创方法；需要特殊的股动脉导管	0
	LiDCOplus	+	锂稀释	连续 CO 监测	锂成本高	+
未校准脉冲轮廓分析	PulsioFlex	+	脉冲波形分析	连续 CO 监测；微创；自我校准系统	暂无验证研究	0
	LiDCOrapid	+	脉冲波形分析	可用于任何动脉和动脉压力传感器；连续 CO 监测；微创；自我校准系统	没有足够的验证研究	0
	FloTrac	+	脉冲波形分析	可用于任何动脉和动脉压力传感器；连续 CO 监测；微创；自我校准系统	CO 精度有限；受血管舒缩性影响；需要特殊压力传感器	+
	PRAM	+	脉冲波形分析	连续 CO 监测；微创；自我校准系统	没有足够的验证研究；需要特殊的动脉工具	0
超声	Nexfin	0	无创脉冲波形分析	连续 CO 监测；无创	没有足够的验证研究；运动伪影	0
	Cardio Q	0+	多普勒超声	较动脉系统创伤小，在美国可计费监测	需要频繁的适当定位；潜在用户可变性大	+++
生物阻抗	USCOM	0	胸骨上超声	无创 CO 监测	监测不连续；运营商依赖性	0
	NiCOM	0	生物阻抗	无创连续 CO 监测	验证研究少；需要特殊的动脉工具和气管内导管	0
气管内阻抗	ECOM	+	生物阻抗	微创，连续 CO 监测	验证研究少；需要特殊的动脉工具和气管内导管	0
胸阻抗	BioZ	0	生物阻抗	无创 CO 监测	负面研究较多	0

0，无；0+，非常轻微；+，轻度；++，中度；+++，重度；PiCCO plus, Pulsion Medical, 美国，得克萨斯州，欧文；VolumeView, 美国，加利福尼亚州，尔湾；LiDCOplus, LiDCO Ltd, 英国，伦敦；FloTrac, Edwards, 美国，加利福尼亚州，尔湾；LiDCOrapid, LiDCO Ltd, 英国，伦敦；Pulsion Medical Systems, 欧文；PRAM, 多个供应商；Nexfin, BMEye, 荷兰，阿姆斯特丹；Chichester, 英国，西萨塞克斯郡；USCOM, Uscom, 澳大利亚，悉尼；NiCOM, Cheetah Medical, 以色列，特拉维夫；ECOM, ConMed, 美国，加利福尼亚州，尔湾；BioZ, CardioDynamics, 美国，加利福尼亚州，圣地亚哥

表7.2　可监测液体反应性动力指标的系统

动态监测指标	可用于监测的设备系统
SBP 变异度	可被准确记录，可视
脉压变异度	不可视
	飞利浦 IntelliVue 监护仪
	LiDCOrapid
	LiDCOplus
	PiCCO$_2$
	PulsioFlex
	PRAM
	Nexfin
	CNAP
	GE 监护仪
SV 变异度	LiDCOrapid
	LiDCOplus
	PiCCO plus
	PulsioFlex
	PRAM
	Vigileo FloTrac
	EV1000 Volume View
	ECOM
	BioZ
	NICOM
量变异指数	Masimo Radical-7
被动抬腿	PiCCO$_2$，食管多普勒超声心动图，NICOM，Vigileo FloTrac
射血前期	临床实践无法达到

合不同的设备,来获得可用的血流动力学变量。所有微创的 CO 测量,肺动脉压测量或右心衰竭治疗的准确性会受到很多因素的影响,插入 PAC 就需要进行个体化治疗。

最后,我们的临床经验表明,不存在理想的血流动力学监测装置。为了确保血流动力学参数的优化管理,可能需要不同的设备来满足不同患者群体、不同临床情况的需求。许多现有设备可以符合这些要求,因此,一些微创设备,如外加的监控设备,应该分辨出来。然而,当微创的方法测量 CO 具有明显的局限性或需要持续监测肺动脉压时,应该同时使用肺动脉导管 [13]。只有用对了设备,充分地进行血流动力学管理,或一个治疗目标为前提的流程,才能降低发病率和死亡率 [14]。事实上,忽略血

流动力学监测设备的准确性和精密度,其对血流动力学不稳定的患者预后的影响完全依赖于开始进行的那一次测量所做出的决定。因此,尽管一个测量装置可以提供很大的决策上的支持,对患者的管理仍然依赖于特护医师。

（侯佳彤　郑永科 译　常志刚　陈德生 校）

参考文献

1. Giraud R, Siegenthaler N, Tagan D, Bendjelid K (2009) Evaluation of practical skills in echocardiography for intensivists. Rev Med Suisse 5(229):2518–2521
2. Giraud R, Siegenthaler N, Tagan D, Bendjelid K (2011) Evaluation of skills required to practice advanced echocardiography in intensive care. Rev Med Suisse 7(282):413–416
3. Tsai YF, Liu FC, Yu HP (2013) FloTrac/Vigileo system monitoring in acute-care surgery: current and future trends. Expert Rev Med Devices 10(6):717–728, Review
4. Metzelder S, Coburn M, Fries M, Reinges M, Reich S, Rossaint R et al (2011) Performance of cardiac output measurement derived from arterial pressure waveform analysis in patients requiring high-dose vasopressor therapy. Br J Anaesth 106(6):776–784 [Clinical Trial]
5. Suehiro K, Tanaka K, Funao T, Matsuura T, Mori T, Nishikawa K (2013) Systemic vascular resistance has an impact on the reliability of the Vigileo-FloTrac system in measuring cardiac output and tracking cardiac output changes. Br J Anaesth 111(2):170–177, Research Support, Non-U.S. Gov't
6. Arulkumaran N, Corredor C, Hamilton MA, Ball J, Grounds RM, Rhodes A et al (2014) Cardiac complications associated with goal-directed therapy in high-risk surgical patients: a meta-analysis. Br J Anaesth 112(4):648–659 [Meta-Analysis]
7. Thiele RH, Bartels K, Gan TJ (2015) Cardiac output monitoring: a contemporary assessment and review. Crit Care Med 43(1):177–185
8. Bland JM, Altman DG (2012) Agreed statistics: measurement method comparison. Anesthesiology 116(1):182–185
9. Critchley LA, Critchley JA (1999) A meta-analysis of studies using bias and precision statistics to compare cardiac output measurement techniques. J Clin Monit Comput 15(2):85–91, Comparative Study Meta-Analysis
10. Peyton PJ, Chong SW (2010) Minimally invasive measurement of cardiac output during surgery and critical care: a meta-analysis of accuracy and precision. Anesthesiology 113(5):1220–1235
11. Critchley LA (2011) Bias and precision statistics: should we still adhere to the 30% benchmark for cardiac output monitor validation studies? Anesthesiology 114(5):1245; author reply -6
12. Critchley LA, Lee A, Ho AM (2010) A critical review of the ability of continuous cardiac output monitors to measure trends in cardiac output. Anesth Analg 111(5):1180–1192

13. Vincent JL (2011) So we use less pulmonary artery catheters – but why? Crit Care Med 39(7):1820–1822

14. Vincent JL, Rhodes A, Perel A, Martin GS, Della Rocca G, Vallet B et al (2011) Clinical review: update on hemodynamic monitoring – a consensus of 16. Crit Care 15(4):229

索 引

B

被动抬腿试验　61

C

超声心动图　51, 62, 73
潮气量　3
充盈压　35

D

代谢调节　7
动脉血氧饱和度　47
动脉血氧含量　47
动脉氧分压　25
动脉硬度　10
动脉置管　5
短轴缩短率　57
多巴酚丁胺　18
多普勒效应　25

E

二尖瓣　26

F

非肺动脉瓣　26
肺动脉导管　13, 36, 73
肺动脉高压　38
肺动脉楔压　35
肺动脉压　35
肺动脉阻塞压　16
肺静脉压　35
肺泡压　36
肺热容积　17
肺栓塞　38

肺水肿　54
肺纤维化　38
肺血管容积　17
腹腔间隔室综合征　43

G

肝素　5
感染　5
感染性休克　7, 22
高血压　9
肱动脉　5
肱动脉压　9

H

后负荷　27
呼气末正压　16
呼吸商　24

J

机械通气　15, 23, 28, 62, 66
肌性调节　7
急性肺心病　56
急性呼吸窘迫综合征　19
经气管多普勒　27
经食管超声心动图　58, 66
经食管多普勒　27
静脉储备　42
静脉导管　43
静脉血氧饱和度　24

K

柯氏音　3
跨肺热稀释法　73

L

连续多普勒　25

零点漂移　4

M

脉搏波形分析　62

脉冲多普勒　25

脉压　3

脉压变异率　3, 63

每搏距离　25

N

脓毒症　48, 49

P

平均动脉压　3

平均体循环压　41

Q

气体栓塞　40

前负荷　27

球管反馈　7

驱动压力阶差　6

全心射血分数　20

全心舒张末期容积　17

R

桡动脉　4, 5

热敏电阻　13

热稀释技术　13

容量反应性　62

容量治疗　6

S

三尖瓣反流　38

三碳菁染料　22

上腔静脉呼吸变异率　66

收缩压　3, 11

收缩压变异率　62

舒张性心力衰竭　54

**舒张压　3, 10

衰减时间　10

W

外周静脉　43

外周脉压　10

外周血管阻力　3

无创血压测量　3

X

下腔静脉呼吸变异率　66

心肌梗死　38

心力衰竭　9, 56

心率　21

心室舒张末期容积　16

心输出量　3, 42

心源性肺水肿　19

心脏压塞　7, 38, 40

胸部生物阻抗法　27

胸膜腔内压　61

胸腔内热容积　17

胸腔内血容积　17

休克　3, 48

袖带　3

血管麻痹　22

血管麻痹　7

血管外肺水　17

血红蛋白　24

血栓形成　5, 38

血压　3

血液黏度　7

Y

吲哚菁绿　22

右心室射血分数　16

右心室舒张末期容积　16

Z

正性肌力药　6

正压通气　58, 62

中心动脉压 9

中心静脉 43

中心静脉血氧饱和度 47

中心静脉压 3

中心静脉置管 5

周围肺泡压 36

主动脉瓣 26

主动脉压差 22

纵隔压迫 38

足背动脉 5

阻力血管 7

组织压力 7

左心室充盈压 54

左心室射血时间 9

其他

Allen 试验 5

Fick 法 13

Tei 指数 58